ESSAI

SUR LE

GALVANISME,

Extrait du huitième volume

DE LA

BIBLIOTHÈQUE GERMANIQUE

MÉDICO-CHIRURGICALE,

PAR LES CC. BREWER ET DELAROCHE, MÉDECINS.

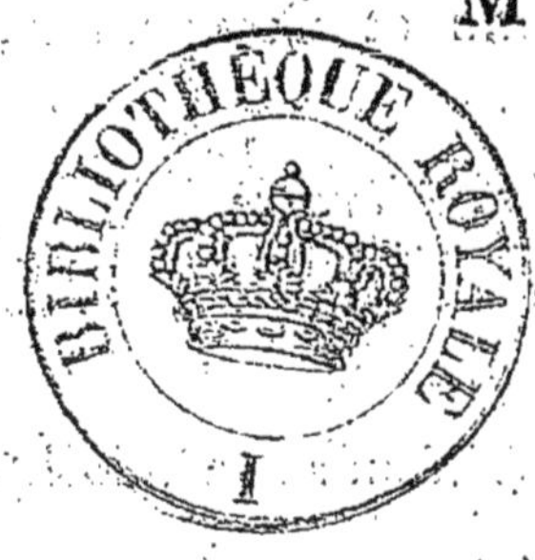

A PARIS,

Chez { CROULLEBOIS, Libraire, rue des Mathurins.
FUCHS, Libraire, même rue.

GERMINAL AN X.

A V I S.

Il paraît de la Bibliothèque Germanique Médico-Chirurgicale douze cahiers par an, qui forment deux volumes. Il y en a déjà quarante-deux cahiers qui forment sept volumes.

Les nouveaux souscripteurs recevront les première, seconde et troisième année, à raison de 10 francs par an. L'année courante est toujours de 15 francs pour Paris et 18 francs pour les départemens.

On s'abonne à Paris, chez

Le C. Brewer , rue du Faubourg Poissonnière, n°. 28.
Le C. Delaroche, rue Favart, n° 427.
Le C. Croullebois, Libraire, rue des Mathurins, n°. 398.

Et dans les Départemens, *chez tous les Directeurs des Postes.*

A Bruxelles, *chez* Charlier, *Libraire.*

A Lyon, *chez les CC.* Reymann et Compagnie, *Libraires, rue Dominique.*

A Strasbourg, *chez le C.* Kœnig, *Libraire.*

E Genève , pour la Suisse et l'Italie , *chez le C.* Paschoud, *Libraire, grande rue.*

A Aix-la-Chapelle, *chez les CC.* Neuer et Cudell, *Libraires,* rue des Unsuliny.

Nota. Les lettres chargées ou non chargées doivent être affranchies.

Le Prix de l'abonnement de la Bibliothèque Germanique Médico-Chirurgicale, *est de* 15 fr. *par an pour Paris, et de* 18 fr. *pour les Départemens.*

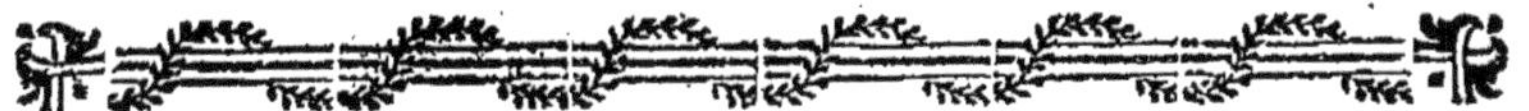

ESSAI

SUR

LE GALVANISME.

Recherches sur le galvanisme, et sur son usage dans le traitement de certaines maladies. Par C. J. C. Grapengiesser; *docteur en médecine et en chirurgie. Berlin,* 1801.

L'auteur frappé des phénomènes produits dans le systême animal par le stimulant métallique auquel on a donné le nom de fluide galvanique, ou de galvanisme, s'occupoit des moyens de les tourner au profit de la médecine. Depuis deux ans il avoit en différentes occasions répété l'expérience de Humboldt, proposée comme un moyen de déterminer le degré d'irritabilité du nerf optique, mais sans en retirer un grand

A 2

avantage : même il avoit vu que les personnes sur lesquelles on la tentoit n'en ressentoient souvent aucun effet, quoique le nerf optique conservât encore chez elles quelque sensibilité, ou même, quoiqu'il fût parfaitement sain. Il avoue aussi qu'il n'en a jamais obtenu aucun succès lorsqu'il a voulu s'en servir pour rétablir le ton de ce nerf, chez les individus dont la vue étoit plus ou moins affoiblie.

Ces tentatives peu propres à l'encourager n'ont pas produit en lui l'effet contraire ; il n'a point perdu son objet de vue, et il est enfin parvenu à obtenir par le moyen du galvanisme des effets intéressans pour la médecine, et qui lui ont fourni la matière de l'ouvrage dont nous allons rendre compte.

§. 1. Première application du galvanisme simple au traitement d'une maladie.

Au mois de novembre 1800, le docteur Grapengiesser vit une personne affligée depuis quatre ans d'un enrouement qui dégénéroit quelquefois en aphonie complète. C'étoit une demoiselle de dix-huit ans,

grande et maigre, qui avoit deux sœurs im-
parfaitement sourdes et muettes de naissance. Elle avoit déja, d'après les conseils
de Selle, inutilement employé beaucoup
de remèdes très-actifs, tels que la belladona, le mercure et la ciguë. L'auteur commença par lui faire appliquer autour du cou
un vésicatoire qui tira beaucoup de sérosité,
et dont on entretint la suppuration pendant
quelques jours, sans que la malade éprouvât aucun soulagement de son incommodité.
Il se souvint alors de l'expérience de Humboldt, par laquelle ce physicien avoit considérablement augmenté l'écoulement d'un
vésicatoire, au moyen de l'irritation produite par le fluide galvanique sur la peau
dépouillée de son épiderme, et il pensa que
dans le cas présent, il pourroit tirer de cette
découverte un parti avantageux. Pour cet
effet, il arma la plaie d'un côté avec une
plaque d'argent, et de l'autre avec une petite barre de zinc; mais comme elle étoit
déja sèche et presque guérie, l'effet galvanique fut très-peu sensible. Peu de tems
après il appliqua sur chaque côté de la tête
du larynx un vésicatoire de la grandeur

d'une pièce de vingt-quatre sous; il re-
couvrit ensuite une des plaies avec une
plaque de zinc, et l'autre avec une spatule d'argent. Il mit ces métaux en contact
et la malade aussitôt ressentit une vive
cuisson au larynx; elle éprouva aussi une
contraction spasmodique des muscles de cet
organe, qui le faisoit monter et descendre
alternativement; ce mouvement fut accompagné de hoquet. Ces accidens augmentè-
rent encore lorsqu'il se servit d'un stilet d'or
pour établir la communication entre le zinc
et l'argent. Le contact et l'éloignement al-
ternatif de ce stilet leur donna tant de vivacité que la malade pouvoit à peine les
supporter; mais lorsqu'il y avoit une communication permanente établie entre les
trois métaux, les contractions des muscles
étoient moins fortes et la douleur beaucoup
moins vive. Après avoir continué ce procédé près d'un quart-d'heure, l'auteur ob-
serva qu'il avoit coulé de la surface des
deux plaies une quantité considérable de
sérosité, qui cependant ne lui parut pas
avoir une qualité âcre et stimulante, capable de produire des rougeurs sur la peau

qu'elle baignoit, comme l'avoit observé Humbold dans une expérience de la même nature.

Lorsqu'on eut écarté les métaux, les contractions ne cessèrent pas sur-le-champ; elles continuèrent encore pendant quelques heures, ce qui engagea l'auteur à prescrire à la malade une potion antispasmodique, dont l'effet fut de lui faire expectorer beaucoup de glaires. Deux heures après, sa voix devint beaucoup plus forte et plus claire, et vers le soir elle le fut encore davantage; ce mieux être se soutint le lendemain. Le troisième jour la voix s'étant perdue de nouveau, l'auteur résolut de revenir au même moyen et d'en soutenir l'effet pendant quelque tems. Il fit faire pour cela deux plaques rondes, l'une de zinc avec un prolongement sur une partie de sa circonférence, et l'autre d'argent, et une petite pincette d'or; il plaça les plaques dans une bandelette de cuir, de manière à pouvoir les rapprocher commodément pour les mettre en communication par le moyen de la pincette. (1)

____

(1) La plaque de zinc tourne sur son centre au

Ayant préparé cet appareil, il appliqua de nouveau deux petits vésicatoires aux deux côtés de la tête du larynx, et lorsque par leur moyen il eut enlevé l'épiderme, il plaça les courroies autour du cou de manière que les deux plaques correspondissent exactement aux deux plaies. Il établit entre elles la communication, et sur-le-champ il en résulta des contractions plus fortes encore que la première fois. Toutes les cinq à dix minutes, la tête du larynx remontoit spasmodiquement, et redescendoit ensuite avec une sorte d'effort, comme après la déglutition. Il couloit de la surface des deux vésicatoires une telle abondance de sérosité que deux ou trois mouchoirs en furent

---

moyen d'un bouton que l'on assujettit dans une fente de la courroie. La plaque d'argent est munie d'une coulisse dans laquelle on fait passer la courroie, ce qui donne la facilité de la rapprocher ou de l'éloigner à volonté. La pincette d'or s'assujettit dans des petits trous de la courroie, et forme la communication entre les deux plaques. Pour faciliter encore cette communication l'auteur ajoute souvent à cet appareil une petite chaine d'or. Voyez les figures 1, 2 et 3 de la Planche I.

bientôt trempés. Dans l'après-midi la malade rendit beaucoup de glaires, et d'heure en heure sa voix devenoit plus nette ; mais elle étoit encore offusquée par une quantité considérable de glaires qui embarrassoient la trachée. L'appareil ne paroissant pas occasionner beaucoup de gêne, on le laissa toute la nuit ; et quoique les contractions spasmodiques se fissent encore apercevoir à différentes reprises, elles s'éloignèrent toujours davantage, et la malade dormit assez bien. Le lendemain, les plaies étoient sèches et les plaques de métal y adhéroient tellement qu'on ne put les en détacher qu'en occasionnant beaucoup de douleur. La voix alors étoit parfaitement sonore, quoiqu'il y eut encore beaucoup de glaires dans la trachée. On prescrivit une mixture expectorante composée de sel ammoniac, d'extrait de réglisse, de vin d'antimoine et d'alkali volatil, et le lendemain on administra un vomitif. Ces médicamens débarrassèrent la gorge et achevèrent de rendre à la voix toute sa netteté naturelle.

Pendant six mois, cet heureux effet se soutint sans aucune altération, quoique dans l'intervalle la malade éprouvât une fièvre catarrhale accompagnée d'esquinancie; mais au bout de ce tems elle reperdit la voix, ce qu'on attribua à ce qu'elle avoit été exposée à l'impression fréquente d'un courant d'air froid. L'auteur alors essaya ce que pourroit opérer sur elle l'action galvanique sans le secours du vésicatoire, et pendant huit jours il la galvanisa avec l'appareil de Volta; tantôt en employant les commotions; tantôt en la soumettant à l'action d'un courant permanent au moyen de deux conducteurs qui partoient des deux pôles de la colonne (*Voy. Pl. I. fig. 7.*) et qu'il appuyoit sur les deux côtés du larynx. Mais quoique dans cette expérience l'irritation galvanique produisît les mêmes contractions des muscles du larynx observées précédemment, il n'en résulta aucun changement dans la voix. Il appliqua ensuite un vésicatoire et se servit comme auparavant du collier armé de plaques métalliques; mais ce fut sans aucun succès; ce qu'il attribue à ce que le stimulus plus puissant des batteries galvaniques avoit épuisé l'irritabilité des muscles. Il pensa qu'il falloit lui donner le tems de s'accumuler de nouveau ; en attendant il entretint la suppuration du vésicatoire et donna des pilules propres à favoriser l'expectoration. Quinze jours après il posa deux nouveaux vésicatoires à la tête du larynx, et appliqua ensuite le collier galvanique, qui pour lors excita les mêmes contractions qu'il avoit causées dans les précédentes expériences ; quoique un peu plus foibles, et ramena la voix au bout de quelques heures. La malade se coucha avec son collier et dormit bien toute la nuit. Le lendemain elle avoit reperdu la voix comme auparavant. (1)

---

(1) L'auteur nous apprend qu'il se propose de faire encore de nouvelles tentatives sur cette malade, espérant qu'en revenant à la charge dans quelque circonstance plus favorable, il pourra enfin obtenir pour elle une guérison permanente. Mais il est à craindre qu'il ne soit déçu dans cette espérance, et que la maladie qui tient probablement à quelque vice organique du larynx ne résiste toujours davantage au remède qui d'abord avoit procuré un soulagement si marqué.

Il paroit au reste que les bons effets obtenus par le traitement ici mentionné ne doivent pas être

Les premiers succès qu'avoit eu cette expérience galvanique, la seule de ce genre qu'on eut jamais tentée dans le dessein de guérir une maladie, ne pouvoient qu'engager son auteur à le répéter dans d'autres cas. En conséquence il commença par employer le galvanisme dans diverses maladies occasionnées par une irritation qu'il importoit de faire dériver vers d'autres parties, telles que la sciatique chronique, les tumeurs blanches de genou, etc. Mais avant que d'entrer dans le détail de ces expériences, il croit devoir donner la description de la batterie galvanique, ou de l'appareil de Volta dont il a fait usage ; appareil dont l'action peut être graduée et dirigée à volonté, et proportionnée au degré d'irritabilité de chaque sujet.

---

confondus avec ceux qu'on peut attendre de l'action directe du galvanisme ; ils doivent plutôt être considérés comme ceux de vésicatoires rendus très-actifs par le stimulus de ce fluide ; et sous ce rapport l'observation de Grapengiesser est très-intéressante ; mais le galvanisme seul ne paroît pas avoir eu la moindre influence sur la maladie. N. D. R.

§. 2. *Description de la colonne de Volta.*

Cette colonne est formée de plaques de différens métaux mises les unes sur les autres alternativement. Les meilleurs appareils de ce genre sont faits d'argent et de zinc, d'or et de zinc, ou de cuivre et de zinc. Chaque couple de ces plaques est séparé du suivant par une autre plaque faite de carton ou de linge, etc. humectée avec de l'eau, ou plutôt avec une solution de sel marin ou de sel ammoniac. On pose alternativement ces plaques les unes sur les autres et toujours dans le même ordre. Ainsi on met le zinc, le carton mouillé, l'argent, le zinc, le carton mouillé, l'argent, etc. On les place entre trois tiges de verre verticales qui servent à les contenir, et l'on en ajoute un nombre plus ou moins grand suivant le degré d'électricité galvanique qu'on se propose d'obtenir. (*Voy. la Pl. II. fig.* 2.) La colonne se ferme en haut par une petite planche ronde, percée de trois trous par où passent les bouts des trois tiges de verre.

Si l'on touche les deux extrémités de cette colonne avec les doigts mouillés, on éprouve un engourdissement dans les bras, ou bien une commotion semblable à celle que produit l'étincelle électrique, et qui est plus ou moins forte suivant le nombre plus ou moins grand de couches métalliques. Mais cette affection diffère de la commotion électrique en ce qu'elle se prolonge aussi longtems que l'on demeure en contact avec la batterie.

L'auteur a trouvé que, toutes choses d'ailleurs égales, une colonne faite avec des plaques d'argent et de zinc agit avec la même force qu'une colonne d'or et de zinc, et que l'une et l'autre a plus d'effet qu'une colonne de cuivre et de zinc, mais que l'action de celle-ci est plus uniforme et moins variable, ce qui doit la faire préférer, quant à l'usage médical, surtout pour les maladies de l'oreille, où souvent il importe de ne pas exciter une commotion trop vive et de pouvoir la graduer à volonté.

On est convenu à Berlin de mettre une plaque de zinc à la base de la colonne et d'appeler cette base le pôle zinc ; le sommet alors étant terminé par une plaque d'argent, etc. se nomme pôle argent, etc. (1)

____

(1) Le pôle zinc donne l'électricité négative, et

Sous la dernière plaque de zinc, qui fait la base de la colonne, l'auteur en place une autre de même métal, qui a un prolongement auquel s'adapte la chaîne qui sert de conducteur. (*Voyez Pl. II. fig.* 3.) Il en ajoute une pareille de cuivre ou d'argent par dessus la plaque supérieure de cuivre ou d'argent; il donne le nom de conductrices à ces plaques surnuméraires, qui sont d'autant plus utiles et plus commodes que la plaque supérieure, (*Pl. II. fig.* 2, *c.*) peut facilement s'introduire entre toutes les couches de la colonne, dont par ce moyen on retranche, ou l'on ajoute à volonté, un nombre plus ou moins grand, afin de proportionner la force de la batterie au degré

le pôle argent l'électricité positive. Dans la décomposition de l'eau, le premier donne du gaz hydrogène, et le second du gaz oxîgène. Le premier agit plus vivement et fait sur les nerfs une impression plus profonde que le second; le premier produit sur la langue une saveur alkaline, le second une saveur acide. Le premier occasionne dans l'œil la sensation de la couleur rouge et moins de clarté, le second celle de la couleur bleue et d'une lumière plus éclatante. N. D. R.

d'irritabilité du malade, et à la maladie même, sans déranger l'appareil.

L'action de la batterie galvanique s'affoiblit insensiblement et cesse d'agir,

1°. Lorsque les plaques de linge, ou de carton, ont perdu leur humidité.

2°. Lorsque les surfaces des plaques de métal correspondantes à celles-là sont oxidées, ou recouvertes d'une chaux métallique. Il faut alors démonter la machine et nettoyer ces plaques avec la lime, ou de quelqu'autre manière.

Voici quelques attentions que l'auteur croit encore devoir recommander aux personnes qui s'occupent de ces objets.

1. Lorsque l'action galvanique commence à s'affoiblir, la première chose à faire pour la ranimer est de secouer les chaînes conductrices de l'appareil en les agitant à droite et à gauche, ou de les tendre en les éloignant l'une de l'autre. Si ces manipulations ne rétablissent pas le courant galvanique, on peut y parvenir en changeant de place les plaques conductrices, c'est-à-dire en ajoutant quelques paires de couches par dessous

la

la plaque de l'extrémité supérieure ou par dessus celle de la base.

2. Il faut avoir grand soin de ne point laisser accumuler d'oxide, ou de verd de gris, dans les trous des plaques conductrices, ou dans les anneaux des chaînes, parce que la moindre quantité d'oxide suffit pour intercepter le courant galvanique.

3. Le meilleur moyen d'entretenir l'humidité entre les plaques de métal est de les séparer par des couches de quelque étoffe de laine, plutôt que par celles de toile qui se durcissent et ne peuvent plus servir après quelques expériences, ou que par celles de carton qui se ramollissent trop et doivent aussi être fréquemment renouvelées.

§. 3. *Effets de la batterie galvanique considérés principalement dans leurs rapports avec ceux de l'électricité.*

L'auteur a fait une multitude d'expériences pour s'éclairer autant que possible sur la nature et le principe de l'action galvanique dont il a surtout observé les effets dans les corps organisés. Ses recherches à cet égard lui ont fait voir que la batterie galvanique

affectoit les animaux d'une manière beaucoup plus puissante que le galvanisme simple, de l'application duquel néanmoins il
avoit retiré des avantages marqués, et il a
dû se flatter qu'il en obtiendroit d'importans
succès dans différentes maladies nerveuses,
et surtout dans celles qui tiennent à un état
de foiblesse et d'atonie provenant d'asthénie
indirecte. L'excitation spécifique qu'elle
produit sur le nerf optique, et que l'on peut
graduer à volonté, lui a surtout paru mériter
la plus grande attention; et il regarde ce
phénomène comme d'autant plus intéres-
sant dans la cure de la goutte sereine, qu'on
est toujours sûr de produire la sensation de
lumière, ou d'étincelle, qui l'accompagne,
lorsqu'on dirige l'action de la batterie sur
une partie quelconque, dont les nerfs communiquent avec ceux de la cinquième paire.

Les effets de la batterie galvanique lui ont
paru, au premier coup-d'œil, avoir plus de
ressemblance avec ceux de l'électricité que
ceux du galvanisme simple. Quelques
personnes comparent la sensation qu'elles
éprouvent en touchant les deux pôles avec
deux cuillères d'argent, à celle que donne

la bouteille de Leyde. D'autres croyent en ressentir une impression tout-à-fait différente, bien plus intime et plus pénétrante que celle d'une commotion électrique de la même force. Volta lui-même, dans sa lettre à M. Banks, observe que la commotion causée par la colonne galvanique ressemble plutôt à celle que produit la torpille qu'à celle qui est occasionnée par l'électricité. Or, Humboldt, dans ses nouvelles recherches sur la torpille, croit avoir découvert que l'engourdissement qu'on éprouve en touchant ce poisson est absolument de nature galvanique, et non pas électrique comme on l'avoit présumé.

On peut se faire une idée de ce qui constitue la différence qu'on aperçoit entre ces deux impressions quand on observe que la bouteille de Leyde se décharge tout-à-la-fois par une étincelle dont l'explosion est instantanée, tandis que le courant galvanique se fait apercevoir aussi longtems que l'on reste en communication avec les deux bouts de la colonne. Il est vrai que l'impression qu'il excite est plus forte au commencement qu'elle ne le devient par la suite, et que cette force augmente de nouveau à l'instant de la séparation ; mais c'est toujours une action prolongée et soutenue qu'il exerce sur le corps.

On peut aussi produire un effet soutenu par le fluide électrique lorsqu'on le fait circuler dans tout le corps, et qu'on le soutire avec une pointe métallique. Mais dans ce cas, tout le corps est en même tems chargé de fluide électrique dont le stimulus l'excite dans tous ses points, ce qui n'a jamais lieu dans l'application du galvanisme. (1) Cepen-

____

(1) L'excitation générale produite par l'électricité, dont parle l'auteur, ne s'aperçoit que peu ou point lorsqu'on soutire le fluide électrique au moyen d'une pointe métallique, tandis qu'elle est très-sensible dans les parties d'où l'on fait échapper le fluide, soit par la sensation qu'éprouve le sujet soumis à cette épreuve, soit par les effets qui annoncent une irritation dans ces parties. Il est vrai que le corps exposé à un courant continuel de matière électrique qui s'y introduit par un contact immédiat avec le conducteur, et qui en sort aussi par contact avec quelque substance propre à lui donner issue, n'en paroît affecté d'aucune manière. La sensation continuelle d'ébranlement qu'occasionne le courant galvanique diffère sans doute

dant, lorsque les commotions galvaniques sont très-fortes, il en résulte une espèce d'ébranlement consensuel de tous les autres nerfs, dont il sera question ci-après. L'auteur au reste ne prétend point prononcer sur la question si l'électricité et le galvanisme sont de même nature, ou s'ils tiennent à des principes différens ; il en laisse la décision aux physiciens ; il croit néanmoins devoir exposer les principales différences que ses nombreuses expériences et

---

de celle que fait éprouver le courant électrique ; mais suffit-elle pour établir une différence essentielle entre ces deux causes ? Les derniers travaux de Volta sur cette matière, et les belles expériences qu'il a faites en présence des commissaires de l'institut, ne permettent plus de le supposer ; on ne peut plus douter aujourd'hui que la différence observée à cet égard ne tienne uniquement à la manière dont se charge le conducteur dans l'un et dans l'autre cas. *Voy. le rapport fait à l'institut national le* 11 *frimaire an* 10, *sur les expériences du citoyen* VOLTA. *Voyez* aussi dans le Bulletin de la société philomatique, 1er. nivôse an 10, *l'exposition abrégée des principales expériences répétées par M. Volta en présence des commissaires de l'institut, etc.* N. D. R.

B 3

ses recherches sur cet objet lui ont fait apercevoir dans leurs effets. Voici celles dont il fait mention :

Le galvanisme pénètre les nerfs plus facilement et plus profondément que l'électricité ; il les suit comme ses meilleurs conducteurs, tandis que le fluide électrique semble se répandre plus uniformément sur la surface et dans toute la masse des corps organisés. Il établit cette proposition sur les faits suivans.

1. L'irritation particulière des nerfs optiques et de ceux de l'organe du goût, qui dans les premiers se manifeste par une sensation lumineuse, et dans les autres par certains goûts déterminés. Ces phénomènes ont toujours lieu lorsqu'on ferme la chaîne du galvanisme simple en appliquant l'un des métaux sur une partie quelconque du visage où l'épiderme est très-mince. On les observe aussi lorsqu'on applique les deux bouts des chaînes conductrices de la batterie de Volta sur la peau mouillée, en quelque point que ce soit du visage, du cou, de la poitrine ou de telle autre partie qui reçoit quelque rameau de la cinquième

ou même de la huitième paire. L'étincelle électrique produit bien aussi dans l'œil une légère impression de lumière ; mais pour produire cet effet, il faut qu'elle soit assez forte, et qu'elle soit reçue par le globe même de l'œil, ou par quelque partie voisine. Par exemple si l'on dirige sur le nerf frontal ou sur quelque partie qui ne soit pas à plus de dix ou douze lignes de distance de ce nerf, une étincelle assez forte de la bouteille de Leyde, il en résulte une bosse au front, et dans l'obscurité, une impression de lumière ; mais cette lumière est bien différente de celle que produit la batterie galvanique, et elle paroît s'étendre sur toute la partie antérieure de la tête ; cependant on ne l'aperçoit point si l'étincelle est plus foible, ou portée à une plus grande distance du nerf frontal.

2. Les effets du galvanisme sur des organes séparés du corps de l'animal, mais qui n'ont pas encore perdu toute leur vitalité ; tels que des cuisses de grenouilles nouvellement tuées.

3. La propriété du stimulus métallique pour faire distinguer les nerfs des autres

organes d'un animal , observée par Humboldt.

4. Si l'on dirige sur l'œil le courant galvanique de Volta , en armant avec l'un des conducteurs la membrane muqueuse du nez et le nerf frontal avec l'autre , on peut , surtout si la personne est maigre , distinguer à l'œil tout le tissu des nerfs qui courent sur le dos du nez et sur la mâchoire supérieure , c'est-à-dire plusieurs branches du nerf infra orbital et du nerf communiquant de la face ; phénomène que ne manifeste point l'électricité.

Le fluide galvanique paroît se décomposer beaucoup plus facilement que le fluide électrique , tant au dedans qu'au dehors des corps organisés. L'auteur appuie cette proposition sur ce que,

1°. Le fluide galvanique agit puissamment sur le système nerveux , il y occasionne des commotions violentes , quoique son action sur l'électromètre soit si foible qu'on ne peut la rendre sensible , même avec une batterie de cent à cent cinquante couches , qu'au moyen du condensateur. (1) Une très-

____

(1) On peut au moyen d'un ou de plusieurs con-

petite étincelle de la batterie galvanique produit dans les deux bras une commotion très-forte, tandis qu'une étincelle de la même grandeur, tirée à la même distance du conducteur de la machine électrique seroit à peine sensible sur la langue, ou sur l'œil.

2°. Le fluide galvanique enflamme les corps combustibles, tels que le soufre, le phosphore, l'éther, l'hydrogène, etc. bien plus facilement que ne fait le fluide électrique.

3°. Il décompose l'eau avec plus de facilité. Toutes ces propriétés doivent le rendre plus stimulant et plus efficace dans le traitement des maladies.

---

densateurs parvenir à charger une bouteille de Leyde et en tirer des étincelles. Mais je n'ai jamais pu, dit Grapengiesser, apercevoir aucune commotion en la déchargeant. J'ai pris la bouteille avec les deux mains et fermé la chaîne avec ma langue, en l'appuyant sur le bouton, sans en éprouver la moindre commotion. Tous ces faits, ajoute-t-il, semblent annoncer que les phénomènes électriques observés dans le procédé galvanique, n'y sont qu'accessoires et accidentels.

La manière dont le fluide galvanique agit sur la peau dépouillée de son épiderme sur ses vaisseaux et sur ses nerfs, tend à prouver qu'il existe une grande différence entre cette substance et le fluide électrique. Aussi peut-on employer le premier comme un topique stimulant et dérivatif dans bien des maladies où l'électricité ne produiroit aucun effet. Il est vrai d'un autre côté que jusqu'à présent on n'a pu le diriger que contre des affections locales, tandis que l'électricité se répand dans tout le corps, et peut agir comme excitant sur toutes les parties du systême.

La peau lorsqu'elle est sèche ne peut pas servir de conducteur au fluide galvanique. On peut toucher les chaînes et les conducteurs de la colonne avec les mains sèches sans jamais éprouver la moindre commotion. Mais dès qu'elles contractent la moindre humidité, même par la transpiration, le fluide galvanique pénètre et produit son effet ordinaire. Aussi pour empêcher que cet effet n'ait lieu, l'auteur a soin de recouvrir de tuyaux de verre tous les conducteurs et les directeurs qu'on est dans le cas de manier souvent. Chacun sait avec quelle facilité les corps organisés, quoique parfaitement secs, tirent l'étincelle électrique. (1)

---

(1) L'auteur cite un nouveau fait en preuve de la différence qui existe dans la manière d'agir de l'un et de l'autre fluide. Il avoit isolé sur du verre une batterie galvanique, et suspendu à la colonne le tube dont on se sert pour opérer la décomposition de l'eau. Après avoir observé avec soin le degré de vitesse avec lequel l'air se dégage, il électrisa la batterie galvanique en la faisant communiquer au moyen d'une chaîne avec le conducteur de la machine électrique, et il la chargea au point d'en tirer des étincelles à la distance d'un ou deux pouces. Cette expérience ne changea rien au procédé de la décomposition de l'eau qui continua comme auparavant, sans être le moins du monde accéléré ni diminué, soit que le courant électrique se joignît au courant galvanique, soit qu'on cessât d'électriser.

§. 4. Différences qu'on observe entre l'action de la simple chaîne galvanique et celle de la batterie de Volta. Comparaison de ces différens phénomènes.

La simple chaîne galvanique, ainsi que la batterie, produit sur les corps organisés avec lesquels elle communique, des effets qui diffèrent suivant le pôle, à l'action duquel ils sont exposés, tant en raison du degré de force du stimulant qu'en raison de sa qualité. Suivant les observations de l'auteur, le pôle zinc est sous l'un et l'autre rapport celui dont l'effet est le plus puissant, au moment où l'on ferme la chaîne, et pendant tout le tems qu'on la tient fermée.

Lorsqu'au moyen d'un conducteur d'or ou d'argent, on établit la communication entre deux plaques d'argent et de zinc posées sur les plaies formées par des vésicatoires, la douleur et la commotion sont toujours plus fortes du côté de la plaque de zinc que de l'autre. Lorsqu'en même tems les nerfs de ces parties communiquent avec ceux de la cinquième, ou de la huitième paire, l'impression lumineuse est aussi plus forte du côté du zinc. La lymphe, qui couloit de dessous les deux plaques, s'arrête au bout de six ou huit heures du côté zinc, quoiqu'elle ait d'abord coulé de ce même côté avec plus d'abondance, et il se forme sous cette plaque une escarre épaisse, tandis que la suppuration continue tranquillement de l'autre côté. Les commotions de la batterie galvanique sont aussi plus fortes du côté correspondant au pôle zinc, et elles pénètrent les nerfs plus profondément en tout sens.

Si l'on touche avec les doigts mouillés les fils métalliques des plaques conductrices d'une batterie, (*Voy. Pl. II. fig. 3.*) la sensation est plus vive et plus pénétrante dans les doigts qui tiennent le fil de zinc ; elle ressemble davantage à celle qu'on éprouve lorsqu'on s'est heurté le nerf ulnaire au coude. Le doigt qui tient le fil d'argent au contraire, est plus irrité et plus tendu vers sa surface ; la sensation qu'on y éprouve se rapproche plus de celle qu'occasionnent l'enflure et l'inflammation. Mais pour bien observer toutes ces nuances, il ne faut pas que la batterie soit très-forte, autrement la douleur ne permettroit pas de les distinguer.

Si l'on met en contact les conducteurs de la batterie galvanique avec les conduits extérieurs des oreilles, c'est toujours le conduit qui répond au pôle zinc où les commotions sont les plus vives, et où le courant galvanique occasionne la sensation de bruit la plus forte. Le conducteur du pôle argent produit moins de bourdonnemens, mais il cause dans le conduit même de l'oreille une douleur sourde et brûlante. Lorsque l'organe de l'ouie est dans un état d'excitabilité trop foible, le pôle zinc est le seul qui manifeste quelque action; le pôle argent ne produit aucun effet. La même expérience dirigée sur l'organe du nez y produit des effets analogues; le stimulus du pôle zinc excite une douleur déchirante et presque insupportable avec un besoin irrésistible d'éternuer; le pôle argent ne cause qu'une douleur sourde et n'occasionne point d'éternuement.

L'action du pôle zinc, de quelque manière qu'elle soit appliquée et dirigée sur l'œil ou sur la langue, est aussi plus douloureuse et plus pénétrante que celle du pôle argent, abstraction faite de l'irritation qui a rapport aux sensations de l'ouie et de la vue et dont il sera parlé ci-après.

C'est au moment où l'on ferme la chaîne galvanique, et pendant toute sa durée, que le pôle zinc manifeste une action plus vive ; mais à l'instant où elle se rompt on observe un effet contraire, et c'est le pôle argent qui paroît agir avec le plus de vivacité, et duquel part la plus forte commotion. Mais il n'y a ici qu'une réaction momentanée qui ne détruit pas dans l'intérieur de l'organe la modification produite par l'impression antérieure soutenue pendant un certain tems, ce que l'auteur confirme par les observations suivantes :

1. Il reste toujours, après chaque expérience, une impression plus ou moins durable dans l'organe sur lequel on a dirigé le galvanisme, ce qui ne devroit pas avoir lieu si son effet se trouvoit tout-à-fait détruit par une réaction spécifique opposée lors de la rupture de la chaîne. Témoins le bourdonnement et le tintement qui restent souvent après qu'on a galvanisé les oreilles.

2. Le galvanisme opère indubitablement dans les maladies des changemens qui ne

devroient pas en résulter, si son premier effet étoit complètement détruit par un second effet d'une nature opposée.

Après avoir montré les différences qu'on observe dans l'action du fluide galvanique, quant à son intensité, suivant qu'elle s'exerce par l'un ou par l'autre pôle, l'auteur considère celles qui sont relatives à sa qualité ; mais il les trouve bien moins précises et plus difficiles à déterminer. C'est surtout par la manière dont cette action affecte les organes de la vue et du goût qu'on parvient à les distinguer, mais encore sont elles ici très-incertaines et peu faciles à saisir ; différens individus en portent souvent des jugemens tout-à-fait opposés.

Lorsque l'on met sur l'extrémité de la langue une petite barre de zinc, et une d'argent sur une autre partie du corps couverte d'un épiderme très-délié, et qu'on les rapproche par l'autre bout pour établir entr'elles une communication, on éprouve sur la langue une sensation qu'on a coutume de comparer à celle que produiroit un acide. Mais si l'on place sur la langue la petite barre d'argent et celle de zinc ailleurs,

l'organe

l'organe du goût éprouve une saveur que l'on compare à celle d'un alkali. Ce phénomène se montre assez généralement le même à tout le monde ; quelques-uns il est vrai ne l'aperçoivent pas, mais l'auteur n'a rencontré personne qui crut avoir observé le contraire. La batterie galvanique devroit donc, d'après l'analogie de ses phénomènes avec ceux de la chaine galvanique simple, occasionner aussi le goût acide par son pôle zinc et le goût alkalin par son pôle argent, mais c'est ce qui n'arrive pas, et le fait contraire est le plus généralement observé. Il en est de même de la sensation de lumière qui présente aux uns la couleur rouge lorsqu'elle est excitée par le pôle zinc, aux autres la couleur bleue ; on n'a pu observer encore aucune régularité dans ces phénomènes qui varient à l'infini suivant qu'on met tel ou tel organe en contact avec l'un ou avec l'autre pôle ; suivant la manière dont on établit la communication entre ceux-ci ; suivant l'organisation et l'irritabilité particulière à chaque individu soumis à ces expériences. Nous ne suivrons pas l'auteur dans les détails où il entre à ce sujet,

qui d'après son propre aveu ne conduisent
à aucun résultat sur lequel on puisse compter, nous hâtant de passer à l'exposition des
faits qui annoncent les avantages qu'on peut
retirer du galvanisme dans la pratique de
la médecine. Nous devons néanmoins faire
mention auparavant d'un phénomène im-
portant à connoître lorsqu'on se sert de ce
moyen dans le traitement des maladies.

Si l'on réunit une plaque de zinc et une
d'argent, et qu'après avoir mis en contact
la première avec un nerf, tel que le nerf
sciatique d'une grenouille, on fasse communiquer la seconde avec les muscles aux-
quels se distribue ce nerf, ces muscles
comme on le sait sont agités de vives contractions, ce qui peut durer même pendant
plusieurs heures. Ces contractions cessent
enfin, et les muscles semblent avoir perdu
toute leur irritabilité. Mais que l'on change
l'ordre de la chaîne galvanique, et que l'on
mette les muscles en contact avec le zinc, et
le nerf avec l'argent, les mêmes agitations
se reproduisent avec autant de vivacité
qu'auparavant. Il nous est encore très-difficile pour ne pas dire impossible dans l'état

actuel de nos connoissances de rendre raison
de ce phénomène ; les explications qu'en
donne notre auteur, tant d'après Ritter et
Treviranus que d'après ses propres notions
sur la manière d'agir du fluide galvanique
et sur la consommation inégale de l'irritabilité par le zinc et par l'argent, ne nous
paroissent nullement satisfaisantes. Elles le
paroîtront bien moins encore si, au lieu de
poser le fait simplement comme on vient de
le lire, on ajoute que les contractions musculaires peuvent se renouveler plusieurs
fois de suite et avec la même vivacité, si
lorsqu'elles paroissent cesser, on a soin de
changer à chaque fois l'ordre de la chaîne.

§. 5. *Quelles sont les maladies dans lesquelles on peut employer le galvanisme ?*

Dans tous les cas où l'on applique le galvanisme et de quelque manière qu'on en
fasse usage sur les corps organisés, il agit
sur eux comme un puissant stimulant, il
pénètre les nerfs et les ébranle très-rapi-
dement. Il suit de là qu'il doit accélérer la
circulation du sang, et toutes les expériences
confirment qu'il opère cet effet. Sous son

influence le pouls devient plus vif; il ré-
veille les palpitations du cœur chez les personnes sujettes à cette affection; il anime
surtout la circulation dans la partie sur laquelle on le dirige.

Le galvanisme simple, et celui de la batterie de Volta agissent de la même manière,
et ne diffèrent que par le degré lorsqu'on
dirige leur action sur le corps, sans excorier
la peau et sans découvrir les nerfs. Le galvanisme simple ne peut agir que sur les
parties revêtues d'un épiderme très-mince,
telles que la langue, les lèvres, etc.; celui
de la batterie pénètre toutes les parties lorsqu'elles sont mouillées.

Le galvanisme dirigé sur les plaies des
vésicatoires produit encore un autre effet;
il agit non-seulement comme stimulant,
mais aussi comme dérivatif; et l'on a vu
que dans ce cas il excitoit un abondant
écoulement de sérosité. On comprend que
cette manière de l'appliquer peut être fort
utile dans les maladies qui proviennent de
foiblesse et d'engorgement. Mais comme cet
effet accessoire résulte de l'excitement produit par le galvanisme, l'auteur croit devoir

examiner d'abord la nature de cet excitement et en quoi il consiste.

Il a déja fait observer en comparant le
galvanisme avec l'électricité que, jusqu'ici,
l'action du premier n'a pu être dirigée que
sur des organes particuliers, et que par
conséquent on n'a pu l'employer utilement
que pour des maladies locales ; on n'est pas
encore parvenu à charger tout le corps de
fluide galvanique en l'isolant, comme on
le charge de fluide électrique. L'action de
celui-là est d'autant plus forte que les bouts
des deux conducteurs par où il s'échappe
sont plus rapprochés, et que les corps or-
ganiques compris dans la chaîne sont plus
petits ; plus les extrémités de ces conducteurs sont éloignées, plus l'action galvanique est foible.

La nature de cet agent est encore trop
peu connue pour qu'on puisse se permettre
d'en faire l'application à toutes sortes de cas.
L'auteur par conséquent ne prétend point
faire l'énumération de ceux où l'on peut
l'employer avec succès ; il ne se propose
de parler que des maladies contre lesquelles il en a fait usage. Ces maladies sont

les affections locales qui tiennent à un défaut d'irritabilité, où les paralysies de certains organes.

Pour ne rien donner au hasard et ne courir aucun risque dans les premiers essais qu'il a faits de ce remède, il ne s'en est servi d'abord que sur les sujets dont le mal étoit généralement regardé comme incurable; tels que des aveugles, des sourds de naissance, etc. Il s'étoit assuré que l'application locale du galvanisme ne pouvoit avoir aucun effet nuisible sur le système; et ce n'est qu'après avoir reconnu par bien des expériences qu'on n'avoit rien à en redouter à cet égard, qu'il est venu à l'employer chez des malades, de la guérison desquels on pouvoit plus raisonnablement se flatter.

Il observe cependant qu'il n'est pas impossible de diriger l'action de ce fluide sur tout le système lorsqu'on s'y prend de manière à comprendre tout le corps dans la chaîne galvanique. C'est ce qu'on peut faire en plaçant un conducteur de la batterie sur la tête et l'autre sous les pieds; cette expérience n'est accompagnée d'aucun danger lorsqu'on se sert d'une batterie qui n'est pas très-forte ; et l'auteur l'a souvent répétée sur lui-même, sans en observer pour le moment aucun effet particulier, si ce n'est une étincelle foiblement lumineuse ; mais ensuite il éprouvoit une grande pesanteur de tête et ses yeux devenoient très-rouges. Il conseille en conséquence de ne pas s'exposer de cette manière à l'action d'une trop forte colonne ; car, dit-il, il seroit possible que le courant galvanique conduit par les vaisseaux qui traversent le crâne, se frayât un passage dans le cerveau et le long de la moëlle épinière qu'il suivroit comme ses meilleurs conducteurs. Il n'y a, ajoute-t-il, que des cas vraiment désespérés où l'on pourroit tenter une pareille expérience, et l'on ne devroit même la regarder que comme une dernière ressource dans des affections paralytiques de tout le systême, ou dans l'asphyxie qui a déja résisté aux moyens d'une efficacité reconnue.

Un lapin reçut cinq ou six commotions produites par une batterie de cent cinquante couches dont un conducteur touchoit le sommet de sa tête rasée et mouillée, et l'autre communiquoit à l'os sacrum. Il n'en mourut pas, mais il eut des convulsions très-violentes ; ensuite il demeura étendu par terre, respirant difficilement et paroissant privé de tous ses sens. Au bout de quelques minutes il put se traîner, et vers le soir il mangea. Des petits poissons qui nageoient dans un vase plein d'eau, ayant été touchés en même tems par les conducteurs, parurent à l'instant couchés sur le dos et privés de vie.

Peut-être conviendroit-il de recourir au galvanisme employé de cette manière dans un typhus parvenu à son plus haut degré. Mais on ne sauroit le conseiller dans aucune maladie générale produite par une asthénie directe, et dont le caractère est une foiblesse accompagnée d'une exaltation d'irritabilité, comme c'est le cas dans la plupart des maladies nerveuses ; l'expérience de l'auteur lui a fait voir qu'il étoit nuisible dans tous les cas de cette nature. Un jeune homme étoit affligé d'une épilepsie hémiplégique et tétanique, dont le paroxisme, ordinairement précédé de l'*aura epileptica*, qui commençoit par le pied, étoit le plus souvent excité par une légère frayeur, ou par quelque petit évènement inattendu. Le galvanisme dirigé sur son pied ne fit qu'empirer la maladie, que des bains tièdes, des antispasmodiques et des toniques diminuèrent ensuite sans la guérir complètement. Le galvanisme employé contre une migraine et contre un tic douloureux, n'a eu aucun succès, et n'a produit dans la tête qu'une congestion accompagnée de pesanteur. Contre la première, l'auteur avoit excité l'écoulement d'un vésicatoire appliqué sur l'endroit de la douleur, au moyen du galvanisme simple et soumis le malade à l'action d'une batterie portée graduellement à un très-haut degré de force. Les personnes qui ont les nerfs très-irritables, quoique bien portantes, sont en général désagréablement affectées par l'action du galvanisme sur une partie quelconque de leur corps, et en éprouvent divers accidens nerveux.

Ce remède convient d'autant moins dans les maladies spasmodiques qu'il est de sa nature d'exciter plus ou moins de convulsions et de soubresauts, et que le système

nerveux , comme on sait , est toujours dis-
posé à reproduire de lui-même ces mouvemens. L'ébranlement des organes et celui
des nerfs en particulier , est toujours accompagné, surtout lorsqu'il est porté à un
certain point d'un frémissement consensuel
de tout le systême , c'est-à-dire que l'excitement partiel produit par le galvanisme
s'étend plus loin que la partie comprise
dans la chaîne , et qu'il occasionne aussi des
changemens dans d'autres parties. Ainsi bien
des gens se plaignent d'une sensation douloureuse qui remonte jusqu'au bas-ventre
lorsque le courant galvanique , auquel on
les expose, ne comprend que la jambe , depuis le pied jusqu'au genou. Il est à présumer que c'est à une communication semblable d'un excitement local au reste du
systême qu'on doit attribuer le cours de
ventre qu'éprouva M. Ritter lorsqu'il eût
soutenu pendant une demi-heure sur les
deux bras l'action d'une batterie de cent
couches. Grapengiesser a fait une observation du même genre sur un sourd qu'il gal-
vanisoit fortement , et souvent pendant des
demi-heures entières dans la position indi-

quée, (*Pl. II. fig.* 2.) avec une batterie de quarante à cinquante couches. Cet homme, qui auparavant étoit très-constipé, au point de n'aller à la garderobe que tous les cinq à six jours, eut une selle régulière tous les jours, après avoir été galvanisé de cette manière.

Le galvanisme dirigé sur la tête y produit non-seulement la congestion et les symptômes qui en résultent, tels que l'appesantissement, le mal de dents et le rhume de cerveau, mais encore un sentiment général de lassitude. Il procure un sommeil excellent à la plupart des malades auquels il convient et qui sont galvanisés au point convenable. Mais si les accidens indiqués plus haut augmentent, si le malade se sent encore échauffé longtems après, et s'il a des insomnies pendant la nuit, c'est une preuve que le galvanisme ne lui convient pas, ou du moins que l'on ne doit pas en attendre beaucoup de succès.

Voici les maladies particulières où l'auteur a fait usage du galvanisme et où il pense qu'on peut l'employer avec le plus de succès.

1. *La paralysie des extrémités.*

La cause de cette maladie doit résider dans l'organe même, dans un état morbide des nerfs et dans une certaine altération de leur force vitale et de leur action, pour que dans son traitement on puisse espérer quelque chose du galvanisme. Toutes les paralysies qui proviennent de causes extérieures ou mécaniques, comme du déchirement des nerfs, de leur compression par des exostoses, ou du déplacement des vertèbres, ne sont pas susceptibles d'être guéries par le galvanisme. Dans la paralysie consécutive à une apoplexie occasionnée par la compression du cerveau, il faut que cette cause ait cessé d'agir pour que le galvanisme puisse en détruire l'effet. Dans l'hémiplégie surtout, il est difficile de déterminer si elle existe encore, parce que la maladie peut être entretenue par la durée de la cause qui comprime le cerveau, aussi bien que par la foiblesse et l'atonie qui en sont les conséquences. Mais si l'on observe un retour d'action dans quelqu'une des parties du côté malade, on peut attendre plus de succès du galvanisme. Au reste, l'expérience partielle est toujours dans ce cas sans conséquences fâcheuses.

Dans les paralysies survenues à la suite de goutte ou de rhumatisme chronique, on peut d'autant plus hardiment recourir au galvanisme, qu'à son stimulus se joint une force résolutive et dérivante lorsqu'on le dirige sur des plaies de vésicatoires. Dans les paralysies qui proviennent d'exanthèmes répercutés, il faut travailler sur le principe du mal avant que de penser au galvanisme; et dans tous les cas ce n'est que lorsque la paralysie subsiste encore après sa cause que l'on peut y recourir avec succès.

2. *La foiblesse de la vue, et la goutte sereine.*

On peut employer le galvanisme contre la goutte sereine dans tous les degrés de la maladie, mais avec d'autant moins d'espoir de succès que la cécité est plus complète. De plus, le galvanisme ne convient pas à toutes les espèces de goutte sereine; l'expérience fait voir qu'il n'y a que celles

qui proviennent d'asthénie indirecte, c'est-
à-dire de foiblesse avec manque d'irritabilité où il puisse être utile ; or, on ne peut
reconnoître les cas de cette nature que par
un examen attentif des causes antécédentes
et de leurs rapports avec les symptômes
actuels de la maladie. Mais ils sont d'autant
plus difficiles à distinguer que les signes
présens de la maladie ne donnent par eux-
mêmes aucune certitude, et qu'on ne peut
souvent pas découvrir les causes éloignées
qui l'ont produite. Pour y parvenir, il faut
d'abord remonter à celles qui, en agissant
sur tout le sytême, peuvent aussi avoir affecté le nerf optique, telles que les excès
de libertinage surtout dans la première
jeunesse, des maladies longues et opiniâ-
tres, etc. On doit ensuite considérer celles
qui peuvent avoir affoibli l'œil en particulier, et diminué son irritabilité, comme l'action trop forte et trop subite de la lumière,
ou son impression trop longtems continuée
sur cet organe ; ainsi la vue des éclairs dans
l'obscurité de la nuit, ou celle de la neige,
dans une longue route, a souvent pu produire un pareil effet. Les efforts de la vue,

lorsqu'on a fait des observations au microscope, et surtout lorsqu'on les a toujours faites avec le même œil, les ophtalmies antécédentes, l'action permanente de certains stimulans morbides, tels que la goutte ou des exanthèmes rétrogrades, etc. peuvent être considérés comme ayant agi de la même manière.

Les signes présens de cet état d'asthénie indirecte sont :

Lorsque le malade voit mieux après le repas, et après avoir bu du vin, que lorsqu'il est à jeun.

Lorsqu'il voit mieux dans les endroits très éclairés que dans ceux qui le sont médiocrement. Il y en a qui ne voient rien du tout dans une chambre, et qui peuvent encore distinguer les couleurs au grand jour.

Lorsque les remèdes topiques très-excitans, comme l'esprit de sel ammoniac, produisent le même effet et fortifient sa vue.

Mais il ne faut pas employer le galvanisme dans les cas d'amaurose, où la foiblesse et la paralysie du nerf optique existent avec excès d'irritabilité ; ce que l'on reconnoît lorsque le malade voit mieux dans

un endroit foiblement éclairé , et plus mal
dans celui qui l'est davantage ; lorsque l'œil
est en général très-sensible , qu'il est lar-
moyant et douloureux au moindre effort de
la vue , que le malade est obligé, quoiqu'a-
veugle ou presqu'aveugle , de porter un
abat-jour.

Le galvanisme convient encore moins
dans l'amaurose ou goutte sereine provenant
de congestion , c'est-à-dire de l'engorgement
et de la dilatation des vaisseaux du cerveau ,
du nerf optique ou de ceux de la rétine , que
la suppression ou l'obstruction des écoule-
mens périodiques des menstrues et des hé-
morrhoïdes peuvent occasionner. Il en est
de même dans celle qui est l'effet d'une irritation , tant immédiate que consensuelle ,
du nerf optique, produite par des stimulans
morbides , tels que la saburre gastrique , la
goutte , le rhumatisme , les exanthèmes répercutés , aussi longtems que leur action
subsistent. Dès que ces causes ont cessé
d'agir , cette espèce d'amaurose est de la
classe de celles que le galvanisme peut
guérir , comme tenant à l'asthénie indirecte.

Il y a des cas d'amaurose occasionnée par des causes mécaniques, et qui souvent ne tient qu'à un simple ébranlement de l'œil plus ou moins considérable, tel que celui qui est causé par un coup sur cet organe ou sur les parties qui l'environnent, par un éclat de bois ou de fer qui frappe la cornée, comme on le voit dans les atteliers des forgerons, par une balle morte, etc. Le galvanisme peut encore être utile dans ce cas; mais l'on ne peut rien s'en promettre dans ceux qu'on observe souvent à la suite d'une blessure aux sourcils dans le voisinage du nerf frontal, et où la maladie paroît occasionnée par la compression de la cicatrice.

5. *La surdité plus ou moins complète.*

Ce qu'on a dit sur les causes de l'amaurose peut s'appliquer à celles de la surdité; savoir que le galvanisme ne convient que dans les espèces de cette maladie qui proviennent du vice même de l'organe, et de la foiblesse ou de la paralysie seule du nerf acoustique, avec suppression ou diminution d'irritabilité quel que soit le degré de cette affection; car l'on peut aussi bien essayer le galvanisme dans les cas de surdité complète et même de surdité congéniale (1) que dans ceux où l'oreille est seulement plus ou moins dure, si l'on peut s'assurer que ces surdités ne proviennent que d'asthénie indirecte.

Toutes les causes qui produisent une trop forte excitation dans l'organe de l'ouie, comme un bruit trop violent ou trop longtems continué, une grande frayeur, un coup de soleil, un fièvre maligne, des inflammations précédentes de cet organe, où l'irritation permanente de stimulans morbides, peuvent occasionner une surdité plus ou moins complète.

Voici quels sont les signes de la présence de cet état d'asthénie indirecte.

La surdité augmente ou diminue suivant les différens états de la santé et de l'exci-

____

(1) La cause de cette surdité de naissance n'est pas toujours un vice de conformation organique, et plusieurs expériences ont prouvé à l'auteur qu'elle est souvent un vice du nerf acoustique. Il a guéri plusieurs cas de cette nature, plus ou moins complètement, par le galvanisme, comme on le verra dans les exemples cités ci-après.

tation du malade, suivant les changemens de tems, l'heure du jour, etc.

Le malade entend mieux lorsqu'il se porte bien et qu'il se sent plus fort, après le repas, après avoir bu du vin, après avoir fait un certain exercice.

Il entend mieux lorsqu'il a de la joie que lorsqu'il est triste ou qu'il a du chagrin.

Il entend mieux lorsque le tems est sec et le baromètre haut que lorsque le tems est humide et que le baromètre baisse.

Il entend mieux le soir que le matin après son réveil; et moins bien lorsqu'il a dormi profondément et longtems, que lorsqu'il a passé une nuit agitée.

Il entend mieux enfin et plus distincte- ment lorsqu'il est au milieu du bruit et même d'un bruit violent comme celui du canon, que lorsque le silence règne autour de lui.

Mais si le malade entend mieux lorsqu'on lui parle doucement et près de l'oreille, que lorsqu'on lui parle très-haut et dans un porte-voix; mieux lorsque le tems est hu- mide que lorsqu'il est sec; mieux lorsqu'il a reposé que lorsqu'il a fait de l'exercice, il est à présumer dans ce cas que sa surdité plus ou moins complète provient d'un état d'asthénie directe, c'est-à-dire de foiblesse avec excès d'irritabilité. Aussi dans les cas de cette nature, l'auteur n'a-t-il obtenu aucun succès du traitement galvanique.

Le galvanisme doit être nuisible dans tous les cas de surdité qui proviennent de pléthore et de congestion du sang vers la tête. On ne peut pas le recommander non plus dans ceux où cette affection est occasionnée, ou du moins entretenue et augmentée par des irritations abdominales et par un état spasmodique du bas-ventre; ni dans celles qui tiennent à une suppression d'exanthèmes, à un principe de rhumatisme, de goutte, etc. jusqu'à ce que l'on soit parvenu à détruire ces causes. Mais si la surdité reste après qu'on les a dissipées, elle rentre dans la première classe de paralysie par asthénie indirecte, et alors le galvanisme peut être employé avec avantage dans son traitement.

Ces différens états d'asthénie sont souvent très-difficiles à reconnoître, parce que deux ou trois causes différentes peuvent concourir à leur formation, et que l'un de ces états peut se transformer en un autre, ou l'accompagner et le compliquer d'où résulte une asthénie mixte. (1) Toutes les autres

---

(1) En exemple de ces complications, l'auteur raconte l'histoire d'une maladie qu'il a sous les yeux. Nous allons la rapporter aussi, laissant à nos lecteurs le soin d'apprécier les opinions de théorie d'après lesquelles il en explique les symptômes.

Je traite, dit-il, en ce moment un malade âgé de vingt-trois ans, dont l'oreille est alternativement plus ou moins dure, et cette affection dépend de trois ou même de quatre complications différentes.

Ce jeune homme, qui a les nerfs très-irritables, est généralement bien portant, seulement il a les organes de la digestion un peu foibles. La digestion trop lente est rendue plus pénible encore par l'accumulation continuelle de saburre qui résulte de cette foiblesse, ce qui joint à la grande irritabilité de ses nerfs lui porte, après le repas, le sang à la tête, en lui donnant de l'oppression et un sentiment de chaleur très-incommode.

Cet excès d'excitation agite tout son systême artériel, et le met dans un état de foiblesse indirecte et d'assoupissement. Les organes de ses sens sont tous aussi parfaits qu'on puisse le desirer, à la

espèces de surdité fondées sur un vice d'organisation né avec l'individu, ou produit

---

réserve de celui de l'ouie. A l'âge de trois ou quatre ans il eut mal aux oreilles, et il s'y établit une suppuration qui affecta particulièrement l'oreille droite. L'écoulement dura plus longtems de ce côté, et tous les jours il sortoit du conduit auditif une grande quantité de mucus puriforme. Cet accident ne produisit pas de destruction dans l'organe, mais l'inflammation précédente en affoiblit par excès d'irritation toutes les différentes parties, savoir les nerfs, les muscles et les membranes, de manière que cette oreille n'a pas pû recouvrer encore sa force et son irritabilité naturelles.

Voici les circonstances qui prouvent que la cause du mal existe principalement dans le nerf acoustique affoibli et dépourvu d'irritabilité. L'état général de la santé et du degré d'excitation du système influe singulièrement chez lui sur l'état de l'organe.

Il entend mieux le soir, où le système a été soumis à l'action de beaucoup de causes excitantes, que le matin après le réveil. Il entend mieux lorsqu'il est gai que lorsqu'il est triste, lorsqu'il est au milieu du bruit que dans le silence, et jamais mieux que lorsqu'il a dansé dans un bal.

Le siège de la cause réside encore jusqu'à un certain point dans les membranes qui sont affoiblies

par des abcès ou par quelque violence extérieure, ne sont pas susceptibles de guérison
par le galvanisme.

---

et relâchées, et particulièrement dans le tympan ;
car le malade entend mieux lorsque son tympan
est plus tendu, comme il arrive quelquefois dans
les fortes expirations faites par le nez ; tandis que
cette tension passagère rend au contraire le sens de
l'ouie plus obtus chez les personnes dont le tympan
est à cet égard dans un état naturel. Ce relâchement
du tympan fait présumer celui des autres membranes et des muscles intérieurs.

Toutes les affections catarrhales de la membrane
pituitaire du nez, du voile du palais et des amyg-
dales, auxquelles ce malade est fort sujet, ont une
influence immédiate sur l'état de son ouie. Cela
provient vraisemblablement de ce qu'alors les parties de l'organe auditif généralement trop relâchées
se trouvent dans un état accidentel de pléthore.
A mesure que le catarrhe se dissipe, et que les
mucosités épaisses qui engorgeoient la membrane
du nez s'évacuent, l'oreille devient graduellement
moins dure.

L'état du malade après le repas, les symptômes
de foiblesse indirecte, et la congestion du sang vers
la tête, qui proviennent des efforts d'une digestion
pénible, joints à la trop grande irritabilité de son
système, augmentent manifestement sa surdité,

Le tintement et le bourdonnement d'o-
reille sont un symptôme très-fréquent dans
différentes espèces de surdité, et qu'on regarde généralement comme pouvant donner
quelque indication sur la nature même de
la maladie ; mais de nombreuses expériences et les effets singuliers du galvanisme
employé contre cet accident ont convaincu
notre auteur que cette supposition n'est
point fondée.

tandis que l'usage des alimens et du vin, considérés comme des puissances stimulantes, devroient
rendre du ton à l'organe auditif, si l'estomac étoit
meilleur.

Voici le traitement que j'ai cru devoir lui prescrire.

1. Comme la maladie provient de foiblesse indirecte, le galvanisme peut la diminuer ou la guérir.
Je l'ai donc employé de trois manières différentes.
En portant son action sur les deux oreilles à la fois.
En la dirigeant sur une seule oreille au moyen d'un
conducteur placé sur le tympan, tandis que l'autre
communique avec la trompe d'Eustache. En la com-
binant avec celle de vésicatoires appliqués derrière
les deux oreilles. J'ai déja pu observer quelques
bons effets de ce traitement, quoique l'influence
des puissances débilitantes physiques ou morales en
ait malheureusement beaucoup contrarié le succès.

Le bourdonnement d'oreille peut être un accident particulier, qui existe par lui-même, et sans influer en rien sur la finesse et la perfection de l'ouie. Souvent il accompagne la dureté de l'oreille ou la surdité comme effet ou comme symptôme de la cause de cette affection. Mais on ne peut jamais le regarder comme un signe pathognomonique, ou comme un symptôme de la maladie. Dans le premier cas, il est passager et provient souvent de causes internes inexplicables. Quelquefois on en dé-

2. J'introduis dans le conduit des oreilles des vapeurs de vinaigre aromatisé pour corriger le relâchement du tympan.

3. Pour dériver l'irritation catarrhale de la membrane pituitaire, de la gorge, et de l'organe de l'ouie, je fais porter au malade un vésicatoire perpétuel sur le bras, et je lui prescris des bains chauds.

4. Pour guérir la foiblesse et la sécrétion muqueuse de l'estomac, j'ai commencé par faire prendre au malade des pilules d'assafœtida, de gomme ammoniac, d'extraits d'arnica et de gentiane, de savon médical, de poudre de rhubarbe, etc. et de l'eau de Seltzer tous les matins. Ensuite je compte lui prescrire seulement des amers et des fortifians, avec quelques verres d'eau de Pyrmont.

couvre distinctement l'origine ; ainsi les personnes pléthoriques lorsqu'elles se baissent,
et surtout après le repas, y sont fréquemment sujettes ; les spasmes du bas-ventre et
les coliques venteuses le causent souvent
chez les hypocondriaques. Il peut encore
provenir d'une suppression de transpiration
aux pieds, d'une congestion hémorrhoïdale,
de la disposition aux vertiges, de l'approche
d'une défaillance, ou de la présence de corps
étrangers dans le conduit de l'oreille.

Souvent aussi cette affection est permanente ; elle est alors idiopathique ou symp-
tomatique. Dans le premier cas, sa cause
existe dans l'organe même ; elle peut tenir,
par exemple à une foiblesse particulière de
l'organe d'où résulte une congestion passive ;
ou bien ce bourdonnement est occasionné
par l'irritation permanente d'un stimulant
morbide, comme d'une éruption dans l'intérieur de l'oreille. Dans ce cas il est ordinairement accompagné de surdité ; quelquefois néanmoins il peut exister seul.

Il se montre aussi quelquefois comme
affection sympathique dans la fièvre continue, inflammatoire ou maligne, et surtout

dans la dernière; dans les inflammations internes de l'oreille, dans l'apoplexie, etc.

Cet accident, qui peut exister seul, peut aussi se joindre à toutes les espèces de surdité, et être occasionné, tant par la cause même de la maladie principale, que par des causes de nature différente et même tout-à-fait opposées à celles de la surdité.

Dans le premier cas il survient presque toujours avec la surdité. Il augmente ou diminue comme elle, ou bien il subsiste au même point quand la surdité ne varie pas; ces règles néanmoins admettent beaucoup d'exceptions. Il accompagne ainsi différentes espèces de surdité; celles qui proviennent de pléthore et de congestion, comme celles qui sont causées par la foiblesse et la paralysie; mais on voit bien des cas de cette maladie, même de ceux où elle est portée au plus haut degré, où le bourdonnement ne se fait pas apercevoir.

Le galvanisme agit sur ce bourdonnement d'une manière très singulière, et en même tems très-variée. Ces différences peuvent donner quelques indications, lorsqu'il est bien prouvé que le bourdonnement d'oreille et la surdité proviennent de la même cause.

Dans la surdité sans bourdonnement, cet accident survient souvent pendant que l'on galvanise, et cesse lorsqu'on a fini de galvaniser ; cet effet est d'un très-bon augure pour la guérison.

Quelquefois il survient pendant l'application du galvanisme et dure encore quelques heures après plus ou moins. Ce cas donne moins d'espérance ; mais ne doit pas faire abandonner le traitement.

Quelquefois enfin le galvanisme occasionne au moment de l'opération un violent bourdonnement, et la surdité augmente ; dans ce cas on doit décidément y renoncer.

Dans la surdité accompagnée de bourdonnement, si l'application du galvanisme dissipe cet accident pour le moment, cet effet est des plus favorables ; il donne lieu de présumer que le bourdonnement, et vraisemblablement la surdité, lorsqu'elle provient de la même cause, sont l'un et l'autre de nature asthénique.

Quelquefois le galvanisme, sans dissiper le bourdonnement, produit une autre espèce de bruit intérieur, qui disparoît lorsqu'on cesse de galvaniser. Dans ce cas on doit moins s'en promettre de succès.

Enfin s'il augmente beaucoup le bourdonnement, et si en même tems la surdité paroît devenir plus forte, il faut y renoncer tout-à-fait.

Si le bourdonnement n'est point en rapport avec la surdité et s'il ne provient pas des mêmes causes, mais s'il est une maladie distincte, ou un symptôme d'une autre maladie, l'effet du galvanisme sur ce bourdonnement ne peut plus donner aucune indication sur la surdité même. (1)

____

(1) Le bourdonnement considéré comme une affection particulière et indépendante de la surdité, peut-il être traité avec succès par le galvanisme ? L'autenr n'a par lui-même aucune expérience à cet égard ; mais voici un fait qui lui a été communiqué par le docteur Merzdorf.

Une dame âgée souffroit depuis trente ans de la pierre et de la goutte, et elle avoit eu plusieurs symptômes d'hydropisie, mais ce qui la tourmentoit le plus, étoit un bourdonnement d'oreilles, qui lui étoit survenu depuis cinq semaines. On avoit envain cherché à y remédier par les excitans inter-

Enfin il y a des cas où le galvanisme agit sur l'organe de l'ouie et dissipe la surdité quoiqu'il n'occasionne aucun bourdonnement, ou qu'il ne le change pas du tout.

Paralysie du sphincter de l'anus et du col de la vessie.

L'auteur mentionne une maladie de ce genre qu'il traite par le galvanisme. Il

nes et par des stimulans topiques et des dérivatifs; on se détermina enfin à tenter l'effet du galvanisme. On introduisit dans les oreilles les conducteurs (*Voy. **Pl. I. fig.** 3.*) d'une colonne composée de vingt-cinq couches. Au bout de quatre à cinq minutes le bourdonnement cessa dans l'oreille correspondante au pôle zinc, mais il continua dans celle que touchoit le conducteur du pôle argent. On changea les conducteurs, et bientôt il ne se fit plus apercevoir; ce qui ne permet pas de douter que l'action du pôle zinc ne soit plus forte et même spécifiquement différente de celle du pôle argent. Quatre heures après, le bourdonnement revint, mais il fut dissipé de nouveau par le galvanisme. A une troisième récidive, Merzdorf considérant l'âge et les infirmités de la malade, ne voulut pas continuer l'expérience, craignant d'augmenter par une trop forte excitation un mal de tête que la malade commençoit à ressentir.

introduit pour cela dans le rectum le conducteur (*Voy. Pl. I. fig.* 6.) du pôle zinc
et établit la communication de celui de
l'autre pôle avec le membre viril par le
moyen d'un petit capuchon d'argent qui le
recouvre. Il ne peut encore donner aucun
résultat positif de cette expérience, qu'il
n'a commencé que depuis quelques jours.

Asphyxie.

L'asphyxie considérée comme une paralysie générale, est encore du ressort du galvanisme. Il peut servir à distinguer l'état
de mort apparente de celui de la mort vé-
ritable, et même faire cesser le premier.
Mais comme l'occasion ne s'est pas présentée
à notre auteur d'en faire l'expérience, il
renvoie le lecteur aux observations de Humboldt, sur l'application du galvanisme dans
cette maladie.

Enrouement chronique et aphonie.

On a déja vu plus haut ce que peut le
galvanisme pour la cure de cette maladie.
Mais comme la cause de cette affection n'est
pas toujours la même, on ne peut fonder

sur le traitement galvanique aucune espérance raisonnable de succès pour sa guérison, que d'après une connoissance exacte
des causes qui la produisent et de celles
que ce moyen peut dissiper.

Ainsi le galvanisme ne peut pas guérir
l'aphonie qui provient de vices locaux du
larynx, de sa conformation vicieuse, de son
retrécissement ou de celui de la trachée à
la suite des inflammations ou des suppura-
tions de ces organes. Il seroit même nuisible
dans les cas d'enrouement causé par une
esquinancie, ou par une secrétion muqueuse
trop abondante du larynx ou de la trachée,
suite de la foiblesse et de l'excès d'irritabilité de ces parties. Il en est de même de l'a-
phonie qui est un symptôme de la phthisie
pulmonaire.

Il n'y a que deux cas de cette nature où
il puisse être utile. Le premier est celui où
la maladie a pour principe la foiblesse indirecte et la paralysie de l'organe de la voix,
occasionnée par une inflammation du larynx
ou de la trachée, ou par de violens efforts
de chant, etc. Dans les cas de cette nature
on se contentera de diriger le stimulant
galvanique

galvanique sur la peau mouillée, sans faire usage de vésicatoires. Le second cas est celui où l'aphonie provient d'une cause morbifique matérielle, qui sans avoir excité d'inflammation marquée dans l'organe de la voix, l'a cependant altéré, en produisant un épanchement de lymphe entre ses fibres musculaires et nerveuses, de manière à troubler et à interrompre ses fonctions. Quelle que soit la nature de cette cause, qui peut être catarrhale arthritique, scrofuleuse, etc., peu importe, il suffit qu'elle y ait produit un certain degré d'excitation pour que la foiblesse indirecte et l'épanchement morbide en soient la conséquence.

C'est dans ce cas particulièrement où l'on peut recourir au galvanisme, et surtout au galvanisme simple dirigé sur les surfaces des vésicatoires, parce qu'il stimule moins que celui de la batterie, qu'il est plus permanent, et qu'il agit en outre comme dérivatif. On ne doit pas négliger de joindre à ce moyen le secours des remèdes généraux, propres à combattre et à dissiper la cause. L'auteur présume que l'aphonie mentionnée plus haut, sur laquelle il fit sa première

expérience galvanique, étoit de cette nature, puisqu'elle céda promptement à l'action du stimulant ; et il pense qu'elle ne
reparut ensuite que parce que la cause
restée dans le corps s'étoit reportée sur le
larynx, ou parce qu'elle s'étoit engendrée.
de nouveau.

Tumeur blanche du genou et gouêtre.

Quoique l'auteur ait employé le galvanisme avec succès dans quelques-uns de
ces cas, le plus souvent il n'a pu le continuer assez longtems pour en obtenir des
résultats positifs. Il est vraisemblable que
cet agent ne peut résoudre les tumeurs de
cette nature, que lorsqu'elles sont récentes;
mais que, lorsqu'elles sont anciennes, il n'a
aucune prise sur elles.

Rhumatisme chronique, sciatique.

Le galvanisme peut encore être utile dans
quelques affections de cette espèce, mais
seulement quand elles sont d'une nature
tout-à-fait asthénique, et lorsque la lymphe
s'est épanchée dans le tissu des muscles et
dans le voisinage de l'articulation.

Inflammation par métastase.

Grapengiesser a employé le galvanisme dans un cas d'inflammation survenue à la suite d'une petite vérole, chez un enfant de quatre ans, déja foible et languissant avant cette maladie qui l'avoit plongé dans un état déplorable. L'articulation de la hanche et surtout celle du coude étoient attaquées d'une métastase variolique. Le coude étoit un peu rouge, très-enflé, tout-à-fait immobile, et si douloureux que l'on ne pouvoit ni le toucher, ni remuer l'enfant de place sans lui faire pousser des cris violens. On plaça deux vésicatoires d'un pouce de diamètre ; l'un sur la jointure et en dedans du bras, l'autre en dehors sur l'avant-bras. Ensuite on arma les plaies avec deux plaques d'argent et de zinc ; la première étoit munie d'une petite chaîne d'argent, et la seconde d'un conducteur de zinc ; elles communiquoient par ces appendices aux deux pôles de même nom d'une petite batterie de douze couches. Tout l'appareil fut placé dans le lit auprès du malade et fixé avec une bande. Le lendemain matin, la tumeur

des parties molles étoit en grande partie
dissipée, et celle des os même parut avoir
un peu diminué ; la douleur étoit devenue
si légère que l'on pouvoit transporter le
malade, et même remuer son bras à droite
et à gauche sans le faire crier. L'articulation de la hanche étoit toujours dans le
même état. On prescrivit du mercure, du
soufre doré d'antimoine et une décoction
de douce amère, d'aunée, etc. Ensuite on
replaça l'appareil, qui malheureusement se
dérangea pendant la nuit. Il est probable
que la matière morbifique répandue dans
le corps se jeta de nouveau sur la partie
qui avoit déja le plus souffert, car le mal
étoit le lendemain tout aussi considérable
qu'il l'avoit été précédemment, ce qui néanmoins ne permet pas de douter que le galvanisme n'eut ici produit un grand effet.
L'excitation occasionnée par son stimulus
étoit probablement opposée à celle qui ré-
sultoit de l'inflammation, puisqu'elle parvint à la résoudre ; mais elle n'étoit pas
assez forte, ou assez permanente pour la
détruire tout-à-fait.

On doit donc considérer le galvanisme,

1. Comme un stimulant général ou comme un remède propre à rétablir la force vitale ; c'est-à-dire qu'il produit dans les maladies qui proviennent de foiblesse un degré d'excitation propre à rétablir les fonctions dans la partie sur laquelle on le dirige.

2. Comme un stimulant spécifique, c'est-à-dire comme un remède qui peut diminuer ou détruire complètement d'autres irritations morbifiques opposées, par la qualité tout-à-fait particulière de celle qu'il excite.

C'est probablement de cette manière que l'on doit expliquer les cas ou son effet salutaire est si rapide, mais très-souvent aussi de si courte durée. On voit encore par tout ce qui précède que l'action du galvanisme n'est pas la même aux deux extrémités de la chaîne, et que celle de l'un des pôles peut dans certaines circonstances dissiper la foiblesse indirecte occasionnée par l'excitement trop fort de l'autre, et par conséquent diminuer l'excitation même.

3. Comme un remède dérivatif, lorsqu'on le dirige sur les plaies formées par des vésicatoires.

On ne doit donc pas considérer dans le

plus grand nombre des cas le galvanisme
comme un remède curatif, mais seulement
comme un remède auxiliaire extrêmement
actif dans beaucoup de maladies; qui ré-
veille promptement la force nerveuse, dissipe les réactions morbides et fait dériver
les humeurs stagnantes; et qui par conséquent mérite l'attention des médecins sous
tous ces rapports.

§. 6. *De la manière d'employer le galva-nisme dans les maladies.*

Dans les paralysies des extrémités.

L'auteur a toujours employé dans ces cas
le galvanisme de la batterie, et jamais le
galvanisme simple, dont l'action seroit ici
trop foible.

Il dirige le fluide galvanique de la batterie,

1. Sur la peau simplement mouillée, en
touchant avec deux directeurs (*Pl. I fig.* 7.)
deux parties du membre bien garnies de
nerfs, et opposées s'il est possible. Ainsi,
pour galvaniser tout le bras, il place un
conducteur sous l'aisselle, ou bien un peu
plus bas, et l'autre dans le voisinage du

muscle pronateur carré. S'il ne veut agir que sur l'avant-bras, il en place un à la pointe de l'articulation du coude, sur le nerf ulnaire, et l'autre entre les doigts mouillés. Il faut toujours placer celui du pôle zinc le plus haut et sur un gros tronc nerveux quelconque, et celui du pôle argent plus bas, parce que le premier agit avec plus de force et que ses effets sont beaucoup plus salutaires.

Si la main doit être en même tems galvanisée, on met la main et le conducteur du pôle argent dans l'eau, tandis qu'on place celui du pôle zinc sur un des troncs nerveux supérieurs, par la raison indiquée ci-dessus. Il faut seulement avoir attention de choisir un vase très-petit et de ne pas y mettre trop d'eau, ce qui rendroit l'action de la colonne beaucoup plus foible par la trop grande division du fluide galvanique.

Les commotions produites par le conducteur sur la peau mouillée y causent de la rougeur, mais point de vésicules circonscrites, comme font les étincelles électriques; seulement lorsqu'on touche plusieurs fois la même place avec le conducteur zinc d'une forte batterie, il se forme un petit trou rond qui ne saigne pas, mais qui se recouvre ensuite d'une petite croûte. Ces commotions produisent aussi une augmentation de chaleur et de force dans la partie, surtout lorsque le galvanisme convient. Cette excitation diminue souvent quelques heures après, mais elle se rétablit à chaque séance.

2. On dirige le galvanisme sur les surfaces des plaies formées par des vésicatoires. On peut l'employer ainsi sous deux points de vue.

L'un est de produire un plus grand degré d'excitation avec un petit nombre de couches. L'irritabilité d'une partie tout-à-fait paralysée est quelquefois si petite, qu'il faut employer jusqu'à cent cinquante couches pour y développer une excitation sensible. La construction journalière et l'entretien continuel d'une batterie pareille sont incommodes et coûteux. Si l'on applique deux petits vésicatoires sur les endroits que l'on se propose de toucher avec les conducteurs, et qu'on en détache l'épiderme, le tiers ou la moitié des couches peuvent alors suffire, toutes choses égales d'ailleurs pour produire le même effet.

Le second but qu'on peut avoir en suivant cette méthode , est de faire dériver les humeurs stagnantes ; ce qui est essentiel par exemple dans les paralysies à la suite de rhumatismes chroniques, où la lymphe s'est épanchée dans les gaînes des muscles et des nerfs. Dans ce cas , il faut appliquer des vésicatoires d'un à deux pouces de diamètre , et les recouvrir de plaques que l'on fera communiquer par les conducteurs aux deux pôles de la colonne. Cet appareil doit rester en place plus ou moins longtems, suivant les circonstances.

Cette manière d'employer le galvanisme produit un écoulement considérable d'humeurs et une augmentation très-marquée de chaleur dans la partie. Elle produit aussi plus d'excitation ou de force dans la partie, lorsque la cause de la paralysie est de nature à pouvoir être détruite par le galvanisme.

Manière d'employer le galvanisme contre la foiblesse des yeux ou l'amaurose.

Ce sont les trois rameaux de la cinquième paire qu'on doit chercher à stimuler par le galvanisme pour ranimer et fortifier le nerf optique plus ou moins paralysé. Il y a deux phénomènes qui font présumer l'étroite connexion de ces rameaux avec le nerf optique; l'un est l'éternuement qui a lieu lorsque l'on passe tout-à-coup d'un endroit obscur à un très-grand jour; l'autre est l'amaurose qu'on observe à la suite d'une blessure de l'orbite dans le voisinage du rameau frontal, ou en conséquence de la cicatrice que cette blessure occasionne. (1)

L'auteur introduit dans le nez un petit barreau d'argent plat et assez large pour couvrir une portion considérable de la membrane pituitaire, et communiquer ainsi par le plus grand nombre possible de points avec les nerfs de cette membrane. Une chaîne d'argent joint cette plaque au pôle du même nom de la batterie, tandis que le conducteur zinc communique avec le pôle zinc par une chaîne de laiton. Le malade fixe lui-même la plaque d'argent dans son nez, et l'opérateur touche alternativement ou constamment avec le bouton

____

(1) *Traité de chirurgie de Richter.* Tom. II.

du conducteur de laiton, (*Voy. Pl. I. fig.* 4.)
le nerf frontal, après avoir mouillé la peau
qui le couvre. Dans le cas où l'on veut produire une plus forte excitation, on applique
au dessus du sourcil un petit vésicatoire
de trois ou quatre lignes de diamètre.

Le courant du fluide galvanique blesse
le nez et l'excorie ; il y cause même quelquefois tant de douleur, que le malade ne
peut plus le supporter. Dans ce cas on introduit la même plaque, ou une autre un
peu plus grande, mais de la même forme,
dans la bouche, sur la mâchoire et les dents
molaires supérieures.

Cette application ainsi répétée du galvanisme cause à plusieurs malades des maux
de dents, (1) et l'on doit alors recourir à la

----

(1) Il y a peu d'espèces de maux de dents, et
peut-être n'y en a-t-il point, que le galvanisme
puisse guérir. La plupart proviennent, ou de la
carie qui met le nerf de la dent à nud et de l'irritation qu'il éprouve par l'impression de l'air
atmosphérique, ou bien d'une inflammation rhumatismale de ce nerf et du périoste de la dent.
Ordinairement ils sont l'effet d'une irritation
jointe à une congestion vers la tête, accidens que

première méthode, ou bien appliquer la plaque d'argent sur la joue bien mouillée. En général on fait bien de changer souvent les conducteurs de place.

Quelqu'effet qu'on produise sur l'œil en procédant de cette manière, l'excitation et l'ébranlement du nerf optique sont bien plus forts, lorsqu'on touche la cornée même avec le petit bouton du conducteur de laiton. (*Voy. Pl. I. fig.* 7.)

Les effets immédiats de ces différentes applications du galvanisme sont : une étincelle plus ou moins forte suivant le degré d'irritabilité du nerf optique et suivant la force de la batterie ; une douleur tantôt sourde et tantôt poignante ; la rougeur des yeux et l'augmentation des secrétions ordinaires de ces organes.

Lorsqu'on touche immédiatement la cornée avec le conducteur, l'étincelle est plus

___

produit généralement le galvanisme. Or, comme les maux de dents sont l'obstacle le plus ordinaire et le plus gênant dans l'application du galvanisme sur ces organes, il est suffisamment évident qu'on ne doit pas le recommander comme un remède dans les affections de cette nature.

vive. Elle paroît même dans les cas où les autres applications du galvanisme ne l'auroient pas produite ; mais elle est en même tems accompagnée d'une commotion si profonde , et d'une douleur si poignante dans l'œil, qu'un malade peut rarement supporter l'action d'une batterie de plus de vingt couches sans en avoir les yeux rouges et enflammés pendant plusieurs heures. (1)

Cependant cette manière d'appliquer le galvanisme est celle dont l'auteur a généralement obtenu les effets les plus salutaires. Lors même que le nerf optique étoit tellement paralysé que les autres procédés galvaniques ne pouvoient pas exciter la

____

(1) Une commotion galvanique trop forte occasionne quelquefois à des personnes irritables des inflammations qui durent plusieurs jours. Souvent même l'opérateur le plus exercé ne peut éviter cet accident qui provient de l'action inégale du courant galvanique, surtout lorsque la colonne est composée de couches d'argent et de zinc. Le courant de cette batterie se ralentit quelquefois ou même s'arrête tout-à-fait par des raisons inexplicables, pour reprendre ensuite son cours tout-à-coup par une décharge violente.

sensation d'étincelle, celui-ci la produisoit et même rendoit l'organe capable de l'apercevoir ensuite par le simple contact du nerf frontal. Mais comment celui de la cornée, qui n'a point ou presque point de nerfs, produit-il la plus forte commotion du nerf optique ? Il est vraisemblable que le fluide galvanique pénètre la cornée comme une membrane humide, et que les autres humeurs de l'œil lui servent de conducteurs jusqu'au nerf optique.

Si la maladie est susceptible de guérison par le galvanisme, la pupille reprend d'abord un peu de mouvement, et ce n'est qu'après cette favorable apparence que la vue commence à se rétablir. Mais ce premier succès ne suffit pas pour fonder l'espoir d'une guérison ; car, dit Grapengiesser, je n'ai vu que trop souvent la pupille devenir mobile, sans que la paralysie du nerf optique se dissipât. Lorsque la vue revient, le malade voit tout ce qui l'entoure comme couvert de neige, et cette clarté brillante augmente insensiblement à ses yeux, au point qu'il lui semble que le soleil éclaire cette neige. Il est surtout frappé de cette

clarté d'abord après l'action du galvanisme;
au bout de quelques heures la vivacité de
cette sensation diminue ; c'est alors qu'il
commence à distinguer la forme des objets
et les couleurs, et qu'il approche de sa guérison. (1)

Manière d'employer le galvanisme dans
les maladies de l'oreille.

L'auteur a trouvé jusqu'à présent cinq
méthodes propres à diriger le galvanisme
sur l'organe de l'ouie.

La première et la principale consiste à
diriger le galvanisme en même tems sur
les deux oreilles. Pour cet effet, il attache
aux deux plaques conductrices *b. c. (Pl. II.*
fig. 2.) deux conducteurs semblables à celui
qui est représenté. (*Pl. I. fig.* 3.)

Ces conducteurs sont formés d'un fil

______

(1) Peut-être seroit-il possible, vu la différence
de qualité de l'excitation produite par les deux
pôles, de retirer dans certains cas plus de succès
de celle du pôle zinc, et dans d'autres de celle
du pôle argent ; l'expérience seule pourra nous ins-
truire à cet égard.

d'argent , dont l'un des bouts se recourbe
à-peu-près dans la direction du canal auditif , et se termine par une petite boule
semblable à celle d'une grosse sonde mousse,
que l'on enveloppe de linge. Ce fil est contenu dans un tube de verre, qui se termine
aussi par une boule assez grosse pour que
l'instrument ne puisse pas pénétrer plus
profondément dans l'oreille , lorsque le malade fait un faux mouvement. L'instrument
tout entier doit toujours être proportionné
à la grandeur et à la profondeur du conduit auditif, et son extrémité enveloppée
de linge doit le remplir exactément sans
le comprimer. Si l'on se contentoit d'introduire le conducteur sans linge et sans tube
de verre , le conduit auditif ainsi que l'o-
reille extérieure seroient bientôt excoriés,
et l'on ne pourroit plus continuer le galvanisme , au moins de quelque tems.

On humecte l'extrémité du conducteur
ainsi enveloppée , on l'introduit dans le
conduit auditif qu'on a aussi préalablement
humecté , afin de faciliter l'introduction du
fluide galvanique. Le nerf acoustique en est
sur-le-champ affecté , comme l'indiquent le

tintement

tintement et le bourdonnement qu'éprouvent quelques personnes dès le moment du contact. Le nerf optique en reçoit aussi l'impression, car ces mêmes personnes aperçoivent en même tems de vives étincelles devant les yeux. Quelquefois, à la première séance, elles ont un léger vertige, mais qui ne dure pas longtems. L'attention la plus essentielle est de bien proportionner la durée et le dégré de l'excitation à celui de l'irritabilité du malade et à celui de la surdité; on se règlera pour cela sur le caractère connu de la cause, sur les symptômes concomitans, sur le tempérament du malade, enfin sur ce qu'on aura observé des premiers effets du remède. Il y a des malades qui ne doivent être galvanisés que de cinq à dix minutes, d'autres doivent l'être pendant un quart-d'heure, et quelquefois même une demi-heure. Aux uns on ne donne qu'une séance par jour, à d'autres on en donne deux, suivant les indications et les circonstances.

Le meilleur moyen de prévenir les commotions trop fortes et trop subites, que peut occasionner le fluide galvanique lorsqu'il s'arrête et qu'il reprend tout-à-coup son cours, c'est de chercher à l'entretenir en remuant continuellement les chaînes des conducteurs. Celles de fil d'argent sont préférables, parce que celle de laiton, plus sujettes à s'oxider, peuvent intercepter le courant galvanique et le rendre plus inégal.

Le conducteur qui communique avec le pôle zinc de la colonne produit, ainsi qu'il a déja été observé, un effet bien plus considérable que celui du pôle cuivre; communément la force du premier paroît être à celle du second dans le rapport de deux à un, et chez quelques sujets de quatre à un. En conséquence, lorsque la surdité est égale dans les deux oreilles, on doit changer alternativement les conducteurs; et lorsque l'une est plus dure que l'autre, on place toujours le directeur du pôle zinc dans la première. Pour n'avoir pas à tenir continuellement les directeurs dans les conduits des oreilles, l'auteur a fait faire une machine propre à les fixer dans la même position. (*Voy. Pl. II. fig.* 1 *et* 2.) Elle est composée d'un arc de baleine $a\,b$, dont les deux bouts $d\,d$, fixés à une bande de cuir *c c c*, qui se boucle derrière la tête, portent un appareil sur lequel sont montés les directeurs, de manière à être mobiles en tous sens. *Voyez l'explication des planches.*

Pour diriger le galvanisme sur une seule oreille, on introduit le conducteur du pôle zinc (*Pl. I. fig.* 3.) dans le conduit auditif, tandis que le malade ferme la chaîne par le moyen d'une cuillère d'argent qu'il tient dans sa main mouillée, et qui communique avec le conducteur de l'autre pôle. Il forme ainsi la chaîne suivante : pôle zinc, oreille, cou, bras et pôle argent ; ou bien la chaîne inverse, lorsque l'on change les conducteurs et que celui du pôle argent communique avec l'oreille. Cette méthode d'appliquer le galvanisme sur l'organe de l'ouïe, est la plus foible et par conséquent celle sur laquelle on doit le moins compter.

On peut introduire le même directeur (*Pl. 1. fig.* 3.) dans le conduit de l'oreille, et toucher avec une spatule d'argent qui communique à l'autre conducteur le processus mastoïdien, après en avoir humecté la surface. On peut aussi placer cette spatule plus loin sur le derrière de la tête. Par cette

méthode le courant galvanique pénètre davantage dans l'organe même de l'ouie, savoir au travers du labyrinthe. Cependant
la cause excitante n'agit encore en grande
partie que sur le conduit auditif, car il est
rare que le malade galvanisé de cette manière en éprouve aucun bourdonnement.

La manière la plus efficace, et sans con-
tredit la meilleure, est d'introduire le directeur du pôle zinc dans l'oreille, et celui du
pôle argent par la bouche derrière le voile
du palais, dans la trompe d'Eustache ou
dans son voisinage. Le malade alors éprouve
ordinairement une sensation qu'il compare
à celle d'une suite de petites boules qui se
succèdent et qui traversent rapidement son
oreille. C'est de toutes les manières d'introduire le galvanisme celle qui le conduit
le plus immédiatement dans l'organe de
l'ouie et sur le nerf acoustique. Mais elle
a l'inconvénient d'être incommode et fati-
guante pour le malade, à qui elle donne
pour l'ordinaire de fréquentes envies de
vomir, et pour l'opérateur qui se trouve
alors obligé de retirer l'instrument.

Le directeur qu'emploie l'auteur dans

cette occasion, est un fil d'argent fin et souple, long de six pouces, et terminé par une petite boule de la grosseur d'un pois. (*Pl. I. f.* 4.) Il est recouvert d'un tube de verre jusqu'à la boule, et courbé vers son extrémité pour pouvoir se placer derrière le voile du palais. Le tube de verre est encore plus commode lorsqu'il se termine aussi par une boule, à-peu-près comme le directeur, (*Pl. I. fig.* 3.) parce qu'il occasionne moins d'irritation dans la gorge et moins d'envie de vomir.

On emploie ces trois méthodes dans tous les cas où il n'y a qu'une seule oreille affligée de surdité. Elles ont encore l'avantage d'agir exclusivement sur l'organe de l'ouie, et peu sur le reste de la tête ; par là elles occa-sionnent moins de maux de tête, de lassi-tude, d'assoupissement, de vertiges, etc. On peut conséquemment les employer chez les sujets pléthoriques et disposés aux con_gestions vers la tête ; et même sur les deux oreilles l'une après l'autre, quand elles sont toutes les deux affectées, parce qu'on évite par ce moyen de comprendre toute la tête dans la chaîne.

La cinquième manière de diriger le galva-nisme sur l'organe auditif est par le moyen de la chaîne galvanique simple , que l'on fait communiquer avec des plaies formées par des vésicatoires derrière les oreilles.

On met derrière chaque oreille un vési-catoire de la figure des deux plaques a et b (*Pl. I. fig.* 5.) et d'un pouce et demi de lon-gueur. Lorsque par leur moyen la peau est dépouillée de son épiderme, on recouvre l'une de ces plaies d'une plaque de zinc, et l'autre d'une plaque d'argent ; on réunit ensuite ces deux plaques au moyen d'une chaîne d'or et d'argent. On peut aussi se servir d'une chaîne d'argent seul ; mais une petite chaîne d'or, comme celle $b\,c$, que l'on place immédiatement entre la plaque de zinc d, et la chaîne d'argent c, qui tient à la plaque du même métal, paroît augmenter beau-coup la force de l'appareil.

Le tout est maintenu par le moyen d'un ruban large de deux pouces, qui fait le tour de la tête , et se fixe derrière avec trois cor-dons. Il y a deux autres petits rubans qui partent du premier à l'endroit qui répond au derrière des oreilles, et que l'on attache sous le menton. On assujettit par dessous les deux plaques ; celle d'argent au moyen d'un bouton qui entre dans une ouverture faite à l'un des petits rubans, et celle de zinc, à laquelle il est difficile de fixer un bouton, par deux ou trois points d'aiguille qu'on passe dans les trous pratiqués dans l'une des petites éminences de la plaque.

Cette manière de diriger le galvanisme excite aussi des étincelles devant les yeux et des bourdonnemens dans les oreilles. Mais, quoique ces phénomènes soient ici moins marqués, cette méthode a l'avantage de procurer une évacuation considérable d'humeurs qui s'écoulent de la surface des plaies. La plaque de zinc, plus active que celle d'argent, produit ordinairement une escarre sur la plaie qu'elle recouvre, dont on doit aider la séparation au moyen d'un onguent digestif, afin de pouvoir répéter l'opération. L'appareil agit avec encore plus de force lorsqu'il n'y a qu'une des plaques, celle de zinc par exemple, qui demeure en contact avec la plaie, tandis que celle d'argent reste plus libre, de manière que le malade puisse l'appuyer ou l'éloigner à volonté. Chaque

fois qu'il la presse, elle occasionne une étincelle dans l'œil, et une excitation des nerfs
acoustiques, qui se manifeste par un léger
bourdonnement. La durée de l'action de
cette chaîne galvanique simple se règlera
sur le degré d'irritabilité du sujet et sur les
effets qu'on en observera chez lui. Pour l'ordinaire on peut la continuer pendant huit
ou dix heures, mais quelquefois on ne doit
pas la prolonger au delà de trois ou quatre
heures. Si la surdité est de nature à pouvoir
être guérie par le galvanisme, le malade
entend mieux dès qu'on le soumet à son
action. Souvent, il est vrai, la surdité revient telle qu'elle étoit auparavant, lorsqu'on a retiré l'appareil galvanique ; mais
on a toujours l'espérance de pouvoir opérer
un heureux changement dans la maladie, en
continuant le traitement.

*Manière d'appliquer le galvanisme dans la
paralysie du sphincter de la vessie.*

Il n'y en a probablement pas de meilleure
dans cette maladie, que d'introduire le conducteur zinc dans l'intestin rectum, et de
toucher avec celui du pôle argent la peau

mouillée ou excoriée par un vésicatoire sur l'arcade des os pubis. L'action du galvanisme sera plus forte encore chez les femmes, si l'on place le premier conducteur dans le vagin.

Manière de diriger le galvanisme dans l'enrouement et l'aphonie chronique, la tumeur blanche du genou, le gouêtre et la sciatique chronique.

Dans toutes ces maladies on doit se proposer de stimuler et en même tems de dériver, ou de résoudre l'engorgement des humeurs. C'est pourquoi la manière de diriger le galvanisme dans tous ces cas est toujours la même, sauf les petites modifications que nécessitent la différence locale et la forme particulière des parties. On se sert donc tantôt de la chaîne galvanique simple, tantôt de la batterie de Volta, dont on place le directeur (*Pl. I. fig. 7.*) sur la peau mouillée ou sur les surfaces excoriées par des vésicatoires.

La meilleure manière de diriger le galvanisme sur la tumeur blanche du genou, lorsqu'on emploie celui de la batterie, est de faire plonger tout le pied dans un baquet d’eau chaude, pour ne pas risquer de faire prendre froid au malade en humectant la peau à plusieurs reprises. Le courant galvanique paroît aussi pénétrer plus facilement le genou, lorsqu’on fait communiquer le conducteur zinc au dessus, et celui du pôle argent dans l’eau, mais aussi près du genou qu’il est possible.

§. 7. *Exemple de maladies où l’on a employé le galvanisme.*

Dans la plupart des cas que l’auteur va rapporter, il a fait reposer tout le traitement sur le galvanisme; dans quelques-uns néanmoins il y a joint d’autres remèdes, ainsi qu’il aura soin de l’indiquer. Il y en a qui ont été guéris radicalement; d’autres ne l’ont été qu’en partie, et quelques-uns seulement pour peu de tems. Il indiquera de même les cas où il a vu le galvanisme échouer tout-à-fait.

Exemple de paralysie des extrémités.

Premier cas. M. S. Z., âgé de dix-huit ans, fut saisi le 18 février d’une indisposition accompagnée d'assoupissement, qui l'engagea à se coucher d'abord après son dîner. Il s'endormit bientôt et dormit jusqu'au lendemain. Son domestique qui venoit l'éveiller comme à l'ordinaire, eut même beaucoup de peine à se faire entendre, et à l'engager à ouvrir sa porte avec un cordon qu'il avoit coutume de tirer tous les matins au moindre bruit.

Cependant il eut encore assez de connoissance pour sentir qu'il étoit malade et pour faire appeler un chirurgien. Il se rendormit ensuite; et lorsque M. Werner, chirurgien, le réveilla et l'engagea à se lever, il se sentit paralysé du côté gauche, et il éprouva de l'engourdissement dans l'épaule, la hanche et le dos du pied : il avoit en même tems un pouls fébrile et le visage très-rouge.

Au bout de huit jours la paralysie du bras s'étant dissipée d'elle-même, on prescrivit ensuite du gayac pour faciliter le reste de la cure. L'affection de la hanche diminua peu-à-peu pendant l'usage de ce remède.

Notre auteur ayant été appelé auprès de ce malade dans les premiers jours du mois de mars, il le trouva sans fièvre avec une paralysie de la jambe gauche, dont le pied étoit enflammé et lui causoit de vives douleurs. Il regarda cette paralysie comme une suite de la fièvre rhumatismale, apoplectique, épidémique, très-commune alors ; et cette inflammation comme de nature rhumatismale. Il commença par prescrire des poudres composées de mercure doux, de soufre doré d'antimoine, de camphre et d'opium, avec une infusion d'arnica. Ensuite il lui fit prendre du sublimé avec de l'opium et du camphre, et une tisane sudorifique faite avec du gayac, de la douce-amère, de la serpentaire, de l'arnica ; puis des pillules composées de gayac, d'extrait d'arnica, d'alkali minéral caustique, de soufre et de scille. Par l'usage de ces remèdes, il parvint dans l'espace d'un mois à dissiper l'inflammation et la douleur. Comme le malade étoit très-affoibli, il lui donna ensuite pendant quinze jours du quinquina, de la valeriane et de l'arnica. Ces toniques firent beaucoup de bien, mais la paralysie de la jambe subsistoit encore. Le pied traînoit et pendoit sans mouvement, et le malade ne pouvoit même pas s'appuyer sur sa jambe.

Alors Grapengiesser abandonna tous les médicamens pour recourir au galvanisme. Un petit appareil ne produisant aucun effet, il dirigea le courant galvanique sur la jambe par le moyen de deux batteries de cinquante couches chacune, l'une de cuivre et l'autre d'argent, et de deux directeurs en contact avec des plaies formées par des vésicatoires sur le genou et sur le dos du pied. Il répéta cette opération deux fois par jour, pendant un quart d'heure à chaque séance. Peu à peu le malade sentit plus de force dans le pied ; il commençoit à pouvoir le poser à terre, et à se traîner dans la chambre en s'appuyant d'une chaise à l'autre. Au bout de quinze jours il put lever et baisser le pied, mais encore avec beaucoup d'efforts.

Le 16 juin, jour où le malade a cessé le traitement galvanique pour aller prendre les bains de Topliz, il avoit recouvré l'usage de son pied au point de marcher sans peine ; il pouvoit l'étendre, mais il ne pouvoit pas le fléchir encore aussi facilement que dans l'état naturel.

Deuxième cas. Charlotte, A. T., âgée de vingt-six ans, avoit joui jusqu'à l'âge de vingt-deux ans de la plus parfaite santé. A cette époque elle éprouva beaucoup de chagrins qui la rendirent sujette à de fréquens maux de tête. Un matin elle en eut un accès violent avec perte totale d'appétit. Bientôt elle éprouva de la difficulté à parler et se plaignit d'un grand mal-aise, précurseur d'une attaque d'apoplexie qui ne tarda pas à la priver de tous ses sens, et la rendit complètemeut paralytique de tout le côté droit. M. Böhr, médecin de la cour, parvint à lui rendre la connoissance, mais non pas à guérir la paralysie du côté droit, ni l'aphonie qui l'accompagnoit. L'usage continué pendant quatre ans, des bains minéraux ramena la voix et dissipa la paralysie du pied. Mais ces bains eurent peu d'effets sur l'affection du bras, que la malade pouvoit à peine lever, lorsque notre auteur la vit pour la première fois. Le coude alors étoit plié par une espèce de contraction tétanique des muscles, les doigts étoient pareillement fermés, de manière que la malade, en faisant les plus grands efforts, ne pouvoit pas parvenir à les étendre ni à ouvrir la main. A chaque séance du traitement galvanique, la roideur des muscles se dissipoit au point que l'on pouvoit sans peine étendre son bras et ses doigts. L'irritabilité du membre étoit si foible qu'il falloit chaque fois se servir d'une batterie de cent couches pour produire le degré d'excitation suffisant. Quoique la roideur survint de nouveau quelques heures après la séance, l'état de la malade s'améliora pourtant assez au bout de quelques jours, pour qu'elle pût porter son bras jusqu'à la tête et ouvrir un peu sa main d'elle-même.

Troisième cas. J. S., tailleur, âgé de trente-cinq ans, s'étoit livré à tous les excès du vin et de la débauche. Un matin, après avoir bu un verre d'eau-de-vie, il sentit sur le côté droit du visage une démangeaison accompagnée d'une roideur tétanique des muscles releveurs de la mâchoire du même côté. Quelques jours après il éprouva les mêmes accidens au pied droit, ensuite à la main gauche, enfin à la main droite. Tous ces membres sont demeurés dès lors flétris, roides et paralysés ; car, quoiqu'il puisse

encore avec beaucoup de peine prendre et
tenir dans ses doigts des corps épais et d'un
gros volume , il lui est impossible de tenir
une aiguille ou d'autres menus objets, parce
qu'il ne les sent pas. Il étoit dans cet état
depuis deux ans , et il avoit fait beaucoup
de remèdes sans aucun succès , lorsqu'on
entreprit de le soumettre à l'action du galvanisme, qu'on dirigea d'abord contre la
paralysie du bras. Pour cet effet, on lui
faisoit tenir une cuillère d'argent dans la
paume bien mouillée de chaque main , et
avec les tiges de ces cuillères il touchoit les
pôles d'une colonne de cinquante couches ;
mais il n'en résulta pour lui aucun soulagement , l'immobilité de ses bras parut au
contraire augmenter , et au bout de huit
jours on abandonna ce traitement.

*Exemples de goutte sereine et de foiblesse
du nerf optique traitées par le galvanisme.*

Quatrième cas. **J. G.** , de Berlin , négo-
ciant , âgé de quarante ans , avoit depuis
sa première jeunesse une cataracte partielle
sur l'œil gauche , qui provenoit de la petite
vérole.

vérole. Une partie de la capsule du cristallin étoit obscurcie et gênoit considérablement la vue ; de manière que le malade ne pouvoit de cet œil distinguer quelques objets, que dans une certaine direction.

Il fut, il y a quatre ans, affligé d'une amaurose sur l'œil droit à la suite d'une fièvre aigue. Cette amaurose n'étoit cependant pas complète, car il voyoit encore assez de cet œil pour pouvoir se conduire dans la rue, et pour distinguer l'approche d'un homme, mais sans pouvoir le reconnoître ni distinguer la couleur de ses habits. Pendant quelque tems cet état fut tantôt meilleur et tantôt pire. Dans ce dernier cas, le malade ne pouvoit pas sortir de chez lui ; tous les objets lui paroissoient noirs, et il auroit couru risque de heurter les personnes qu'il auroit rencontrées. Lorsqu'il voyoit le mieux, il pouvoit distinguer les petites monnoies, mais il ne voyoit jamais assez bien pour lire ou pour écrire. Il attribuoit aux changemens de lune ces variations dans son état, mais Grapengiesser comprit bientôt que l'on devoit plutôt les attribuer à l'action des puissances extérieures stimu-

lantes, ou asthéniques. Sa vue devenoit
meilleure après l'usage des remèdes excitans
et stimulans, tels que le quinquina ; la valériane, l'arnica, le camphre. Il pouvoit alors
distinguer les couleurs et les petites monnoies ; mais ce mieux ne s'étendoit pas plus
loin, et dès qu'il suspendoit ces remèdes,
l'œil revenoit à son ancien état, que l'acte
vénérien ne manquoit pas d'aggraver. Il
fut ensuite traité dans l'hôpital de la Cha-
rité de Berlin, mais sans succès. Cependant un large vésicatoire appliqué sur la
moitié du dos paroissoit produire quelque
amélioration dans sa vue, tant qu'on en
maintenoit la suppuration. L'auteur commençoit dans ce tems-là ses expériences
sur le fluide galvanique, et il proposa à
ce malade d'essayer ce nouveau remède,
à quoi il se détermina avec confiance.

On introduisit, suivant la méthode décrite
précédemment, le directeur du pôle argent
tantôt dans le nez et tantôt dans la bouche,
tandis qu'avec celui du pôle zinc on touchoit, au dessus du nerf frontal, la peau
dépouillée de son épiderme au moyen d'un
petit vésicatoire. Le succès de ce traitement

fut si rapide, qu'au bout de dix-huit jours le malade pouvoit lire la gazette.

Un effet aussi marqué du galvanisme dans le premier cas d'amaurose, où l'on en eût fait usage, fit concevoir à Grapengiesser de grandes espérances de l'efficacité de ce remède. Le malade se voyant rétabli à ce point, ne pensa plus qu'à jouir, et s'adonna de nouveau à ses anciens excès de boisson et de libertinage, mais au bout de quatre semaines il retomba dans son premier état. Il a eu recours encore une fois au galvanisme, à l'usage duquel on joignit alors celui des remèdes stimulans indiqués ci-dessus; on lui appliqua en même tems un large vésicatoire derrière le cou. Il en éprouva encore de très-bons effets; mais, comme ils étoient moins rapides que la première fois, il perdit patience, et abandonna le traitement.

5e. cas. Mlle. R. S. étoit depuis près de quinze ans sujette à un *scotome* ou tournement de tête. Elle voyoit beaucoup de flammes devant ses yeux, et elle avoit l'œil gauche plus foible que l'autre. On ne connoissoit aucune cause de cette maladie,

si ce n'est qu'un an avant qu'elle eut commencé, cette demoiselle très-échauffée par
la danse étoit descendue dans le jardin et
avoit pris froid aux pieds ; d'ailleurs elle
avoit fatigué ses yeux en lisant et travail-
lant beaucoup à la lumière. On lui donna
beaucoup de remèdes qui n'empêchèrent
point que l'œil gauche ne s'affoiblit de jour
en jour d'avantage, et qu'enfin il ne s'y
formât une cataracte ; la malade alors pouvoit à peine distinguer la lumière de l'obscurité. Cette cataracte, ainsi que l'œil même,
étoient d'une grosseur plus que naturelle;
la pupille étoit immobile, et l'on regardoit
l'état de cet œil comme une complication
d'amaurose et de cataracte. On ordonna des
saignées et des évacuans, et après l'opération de la cataracte, qui fut très-heureuse,
la malade vit les grands objets environnans
et même les personnes qui l'entouroient.
Pendant les premiers jours il ne survint
aucun accident; mais au dixième, la malade se plaignit d'un sentiment de pression
et de vives douleurs dans l'œil. En écartant
les paupières, on trouva l'iris engagé dans
l'ouverture de la cornée, mais on parvint

heureusement à le réduire avec des caustiques, et les douleurs cessèrent ensuite. La malade vit les grands objets assez distinctement, mais toujours comme à travers une gaze. L'œil étoit tout-à-fait clair et la cornée bien transparente, mais la pupille conservoit son immobilité. La malade voyoit mieux dans les endroits médiocrement éclairés, et le matin après son réveil qu'au grand jour ou le soir. De tems en tems le léger nuage qu'elle voyoit devant son œil paroissoit s'éclaircir, et la pupille sembloit aussi devenir plus irritable. Le scotome revenoit de tems à autre et disparoissoit alternativement comme autrefois. On regarda cette foiblesse des yeux avec excès d'irritabilité comme une amaurose, et l'on prescrivit à la malade des excitans diffusibles, de l'alkali volatil, l'électricité, etc. La maladie ne fit qu'empirer de plus en plus par l'usage de ces remèdes ; enfin il se forma encore une cataracte de la plus mauvaise espèce dans l'œil droit. L'extraction en fut très-difficile, l'œil devint très-enflammé et fut détruit par la suppuration. Il y a quatre ans que la malade perdit aussi complètement la vue de

G 3

l'œil gauche, que l'on avoit conservée jusque-là par des remèdes rafraîchissans, stimulans dérivatifs. Deux ans après, la malade prit de la belladona en doses progressivement plus fortes, de manière que vers la fin tout son systême nerveux en fut attaqué, sans que l'œil en éprouvât le moindre bon effet. Elle résolut alors de recourir au galvanisme ; mais on ne put jamais parvenir à exciter la moindre impression lumineuse dans l'œil ; et Grapengiesser se déterminoit à renoncer à ce traitement, qu'il regardoit comme insuffisant et inutile dans un cas où la paralysie étoit portée au point que le stimulant-galvanique ne pouvoit pas même exciter la sensation d'étincelle. Cependant le docteur Bœhm, médecin ordinaire du malade, lui ayant fait observer que la nature de cet agent n'étoit pas encore assez connue pour que l'on put regarder l'absence du phénomène de l'étincelle comme un indice certain de son efficacité, il résolut d'en continuer encore quelque tems l'application. En effet, il vint à bout par ce moyen de rétablir dans l'œil la faculté d'apercevoir les étincelles ; ce qui avoit lieu surtout lorsqu'on touchoit la cornée avec le directeur du pôle zinc ; il parvint aussi par cette dernière méthode à rendre au bout de huit jours la pupille si mobile, qu'elle se resserroit à la lumière du soleil au point de n'être pas plus grande qu'une petite tête d'épingle, quoiqu'auparavant elle fut très-dilatée et sans mouvement. Malheureusement les commotions galvaniques un peu fortes excitoient constamment de l'inflammation dans l'œil, ce qui obligeoit chaque fois à interrompre le traitement pendant plusieurs jours ; la répétition de ces accidens força enfin l'auteur à abandonner la cure.

6e. cas. David Marot, brodeur en soie, âgé de trente-quatre ans, consulta Grapengiesser le 30 mars 1801 sur la foiblesse de sa vue. Il avoit une amaurose imparfaite, c'est-à-dire que sa vue étoit affoiblie au point qu'il voyoit tous les objets comme au travers d'un épais nuage. Il en pouvoit distinguer quelques-uns, ses doigts par exemple ; mais il ne discernoit pas les couleurs, confondant le verd avec le gris, et le rouge avec le jaune ou avec le blanc, où même avec le verd d'olive. D'après son propre aveu il s'étoit attiré cette maladie par des excès de boisson et de débauches, ce qui en assignoit pour cause prochaine une foiblesse indirecte, et indiquoit le galvanisme pour remède. Cependant, comme le malade voyoit moins distinctement encore par un tems clair et sec, et lorsque le baromètre étoit haut, que par un tems humide, cette circonstance auroit détourné notre auteur d'avoir ici recours à ce moyen, si le malade n'avoit déja inutilement tenté presque tous ceux qu'on recommande dans des cas de cette nature. En conséquence, on le soumit au traitement galvanique, et il le suivit pendant deux mois, faisant usage en même tems de quelques remèdes stimulans et toniques, tels que le quinquina, la valériane et l'arnica; au moyen de quoi il se rétablit au point de pouvoir distinguer les couleurs des objets à une petite distance, et de n'avoir plus devant les yeux le nuage épais qui l'empêchoit de rien discerner; il se trouva même en état de reprendre son travail, en renonçant aux ouvrages trop fins.

7ᵉ. cas. Joachim Valenti, Polonois, âgé de dix-huit ans, avoit été atteint d'une ophtalmie à l'âge de neuf ans, après avoir subi la résection de la plique. Il en avoit conservé une foiblesse de vue, qui au bout de deux ans s'étoit terminée par une amaurose. Il étoit d'un naturel plagmatique, lourd et très-peu irritable, ce qui engagea l'auteur à employer d'abord divers stimulans et résolutifs, tels qu'une forte dissolution de tartre stibié, dont on lui frottoit la peau ; des remèdes mercuriels sous diverses formes ; un grand vésicatoire sur le dos, etc. Ensuite il le soumit au traitement galvanique, commençant par établir la communication avec les nerfs voisins de l'œil, et bientôt dirigeant le fluide sur la cornée même. Il lui fit prendre en même tems des poudres de camphre, de valériane et d'arnica. L'étincelle ne manqua jamais de paroître aux yeux du malade, dont l'état vint peu-à-peu à s'améliorer. Au bout de six semaines de ce traitement continué sans interruption, la vue revint au point que le malade pouvoit distinguer de grands objets, comme la main ou un chapeau, placés près

des yeux. Il les voyoit moins bien à quelque
distance, parce que la structure de son œil
le disposoit à être myope. La cornée en est
si saillante et l'œil a tellement perdu l'ha-
bitude de se fixer sur les objets éloignés,
que cela met un obstacle considérable au
rétablissement parfait de sa vue.

8ᵉ. cas. Jean Kayser, âgé de quarante-
cinq ans, consulta Grapengiesser pour
une amaurose des deux yeux. L'œil droit
paroissoit déja totalement désorganisé,
la pupille étant très-dilatée et tout-à-
fait immobile, les vaisseaux de la con-
jonctive variqueux, et le malade ne pouvant de cet œil distinguer la lumière des
ténèbres. L'œil gauche étoit en meilleur
état, quoique la pupille n'en fût pas moins
immobile; on remarquoit d'ailleurs dans le
fond de l'œil cette couleur de corne qui
accompagne si souvent l'amaurose. Le malade apercevoit encore de cet œil la lumière
d'une lampe, mais sans pouvoir discerner
le contour de la flamme. Il ne pouvoit pas
non plus distinguer dans la rue les personnes ou les maisons. Cette maladie avoit
commencé douze ans auparavant par un

scotome ou vertige, accompagné d'une double vision, et venu à la suite d'un travail presque continuel et forcé pendant dix-neuf ans dans un bureau. La double vision le fatiguoit et l'empêchoit d'écrire, ce qui l'engageoit à fermer constamment l'œil droit et à ne se servir que du gauche, dont les efforts continuels épuisèrent encore plus la force. Bientôt après il perdit totalement la vue de l'œil droit, et en grande partie de l'œil gauche; il souffroit en même tems beaucoup de maux de tête.

Les émétiques, les sétons, les vésicatoires qu'on avoit prodigués dans son traitement avoient beaucoup affoibli sa constitution et complètement détruit le peu de vue qui lui restoit. Les seuls remèdes qui parussent lui faire un peu de bien, étoient les rubéfians et les vomitifs administrés en petites doses. On décida de le soumettre à la cure galvanique; on dirigea le fluide sur l'œil gauche, et l'on administra en même tems le suc exprimé de cloportes avec des poudres de camphre, d'arnica et de valériane. Au bout de huit jours, le malade s'aperçut de quelque amélioration dans son état; il pouvoit distinguer le contour de la flamme d'une lampe et lire de grandes lettres noires tracées sur un mur blanc. L'état général de l'œil amendoit sensiblement, mais une commotion un peu trop forte du courant galvanique, provenant, comme il en a été fait mention ci-dessus, de l'action trop inégale de la batterie, retarda la guérison et la fit un peu rétrograder. Cependant, en continuant le galvanisme avec les plus grandes attentions à bien graduer la force de son stimulus, le malade regagna bientôt ce qu'il avoit perdu par cet accident, et en vint au point de distinguer, comme il le fait aujourd'hui, les principales couleurs sombres, les grands objets, les personnes et même quelques traits saillans de leur visage. Il continue la même cure, dont il a lieu d'attendre encore davantage de succès.

9e. cas. Jean Henri Kruger, âgé de quatorze ans, étoit né avec une amaurose incomplète, et il avoit plusieurs sœurs qui étoient dans le même cas, ou plutôt dans un état pire que le sien. Ce jeune homme pouvoit encore distinguer les grands objets, par exemple le contour extérieur d'une personne , le nombre des chevaux attelés à une voiture , et même quelques couleurs à la lumière du soleil. Il voyoit constamment devant lui, et surtout dans l'obscurité, des phantômes, des guirlandes de feu , des petites figures humaines toutes blanches, dont les gestes et les postures grotesques l'excitoient souvent à des éclats de rire. Son œil étoit très-mol au toucher ; il étoit enfoncé et dans un mouvement continuel. La pupille étoit un peu mobile au passage de l'obscurité à une grande lumière, mais ces mouvemens se faisoient avec beaucoup de lenteur. Ce malade fut d'abord soumis au traitement galvanique, sans addition d'aucun autre remède. On joignit ensuite au galvanisme l'usage d'autres stimulans internes ; mais tout fut également inutile. Malgré la persévérance de l'auteur et malgré le soin qu'il eût de varier de toutes manières l'application de cet agent, jamais il ne put en apercevoir le moindre effet sur les yeux de ce malade, soit en bien, soit en mal ; ce qui prouve que l'amaurose provenoit d'un vice purement local de ces organes, et non pas d'une disposition

générale du système, quoique les symptômes rapportés ci-dessus parussent devoir le
faire présumer. Le jeune homme est retourné
près de sa malheureuse famille avec les yeux
dans le même état qu'auparavant.

10ᵉ. cas. Marie Krausen, âgée de quatorze ans, avoit les yeux si foibles depuis
quelques années, qu'à peine pouvoit-elle lire
de suite une page entière. Dès qu'elle en
faisoit la tentative, ses paupières se rem-
plissoient de larmes et elle éprouvoit des
douleurs si vives, qu'elle ne pouvoit plus
continuer. Les yeux étoient très-mous et
très-enfoncés dans la tête. La malade avoit
fait usage de beaucoup d'eaux stimulantes
prétendues ophtalmiques sans en éprouver
aucun soulagement. Un traitement galvanique lui procura au bout de deux mois
un parfait rétablissement.

*Exemples de surdités guéries plus ou
moins complètement par le galvanisme.*

11ᵉ. cas. Henri Schoning, âgé de douze
ans, étoit si sourd depuis sa première
enfance, qu'en dépit des meilleures dispo-
sitions il n'avoit jamais pu apprendre à

parler. Ses parens ne savent pas au juste s'il étoit sourd de naissance ou s'il n'a perdu l'ouie que par l'imprudence de sa nourrice, qui pendant l'hiver le promenoit souvent au froid dans la cour lorsqu'il n'étoit encore âgé que de quelques mois. La petite vérole qu'il eut à l'âge de sept ans parut lui rendre un peu l'ouie ; on remarqua du moins qu'il étoit plus attentif qu'auparavant aux sons et au bruit, ce qui prouve que la cause de sa surdité ne provenoit pas d'un vice de conformation dans l'organe, et que l'on devoit plutôt attribuer cette infirmité à une affection des nerfs acoustiques. Jusqu'au moment où Grapengiesser fut chargé de son traitement, il avoit été élevé dans l'institut des sourd-muets, où il avoit appris à prononcer quelques mots. Suivant le rapport fait par M. Erschke, professeur de cet institut, l'enfant n'étoit pas complètement privé de l'ouie, mais il n'éprouvoit qu'un ébranlement confus dans l'organe de ce sens, et il falloit un bruit très-fort pour attirer son attention ; son oreille étoit insensible à tous les sons foibles, doux et ordinaires. Au reste son plus ou moins de capacité à cet égard

varioit suivant les tems et comme périodiquement. Il entendoit sifler ou crier, et se
retournoit ; mais il ne remarquoit aucune
différence dans les tons ni dans leurs inter-
valles.

Notre auteur le soumit aussitôt au galvanisme, qu'il dirigea dans les deux oreilles
par le moyen des directeurs. (*Pl. I. fig. 3.*)
L'enfant fut très-indocile dans la première
séance. Il ne cessoit de s'agiter et de pleurer,
et vouloit à chaque instant se soustraire à
l'impression galvanique. On parvint cependant à force de prières et de menaces à la
lui faire supporter. Après la quatrième
séance on le mena promener en voiture,
et sans qu'on le lui demandât il fit comprendre qu'il entendoit le roulement du
carosse et même le bruit des pas des chevaux. Le bruit d'une porte que l'on ouvrit
lui fit retourner la tête, ce qui ne lui étoit
jamais arrivé précédemment. Dès qu'il s'a-
perçut lui-même que sa surdité diminuoit
depuis le traitement, il ne fit plus de difficulté de s'y soumettre.

Après la huitième séance, on s'aperçut
que le bruit d'un jeu de cartes, qu'on a

courbé

courbé avec force et qui se redresse tout-
à-coup, lui faisoit une impression singulière ; il répéta même ce jeu trois ou quatre
fois avec surprise ; probablement ce bruit
lui étoit tout-à-fait nouveau. Sa surdité diminua tous les jours de plus en plus, à mesure que le traitement galvanique avançoit.
Il parvint bientôt à entendre distinctement
d'une oreille le bruit d'une montre ; mais
il l'entendoit un peu moins bien de l'autre.
Enfin, en continuant toujours le même
moyen, il a acquis la faculté d'entendre
d'une oreille au point de pouvoir répéter
mot pour mot ce qu'on dit à voix basse
derrière lui, à quelques consonnes près,
qu'il ne peut pas encore bien articuler.

12ᵉ. cas. Mᶜ. de M., à la suite d'une
inflammation rhumatismale de l'oreille in-
terne, avoit eu l'organe de l'ouie affoibli
au point que quoiqu'elle pût entendre les
mots prononcés très-distinctement et très-
haut ; il lui étoit impossible de comprendre
les discours de plusieurs personnes qui par-
loient ensemble, ou ce qui se disoit dans
l'éloignement. Elle avoit en même tems des

bourdonnemens et des tintemens très-forts dans les oreilles.

Tous les remèdes employés jusqu'alors avoient échoué, si ce n'est le bain de mer qui avoit paru diminuer un peu la surdité. D'ailleurs, comme on n'avoit pas vu que les stimulans eussent produit aucun mauvais effet, on regarda ce cas comme un de ceux où le galvanisme pouvoit être utile, et on se détermina sur-le-champ à en faire usage en le dirigeant à-la-fois sur les deux oreilles.

A chaque séance l'application de cet agent occasionnoit un léger vertige, des étincelles devant les yeux, et un bourdonnement si fort dans les oreilles, que la malade le comparoit au bruit sourd et lointain du tonnerre. Mais après la séance, le bourdonnement diminuoit et devenoit moins fort que dans l'état ordinaire, et la malade se sentoit la tête très-dégagée. Le troisième jour elle commença à s'apercevoir d'un heureux changement, ce qui l'encouragea à continuer le traitement malgré la dou-leur occasionnée par les conducteurs, que l'on n'avoit pas encore pensé à recouvrir de linge et de tubes de verre; mais un voyage indispensable et des affaires imprévues l'obligèrent d'y renoncer au bout de quinze jours.

13e. cas. Henri Benda, musicien, âgé de quarante - sept ans, étoit devenu si sourd depuis sept ans, qu'il n'étoit pas possible de s'en faire entendre en aucune manière. Il ne pouvoit indiquer d'autres causes de cette infirmité, qu'un long voyage à cheval, où il s'étoit beaucoup échauffé. Cette surdité avoit toujours augmenté depuis ce tems-là jusqu'au point de devenir complète. On dirigea successivement le galvanisme dans ce cas opiniâtre suivant les cinq méthodes ci-dessus indiquées ; mais les progrès vers la guérison étoient si foibles et si lents, que souvent notre auteur a voulu engager le malade à renoncer à ce traitement. Néanmoins il a gagné dans quatre mois, par sa persévérance, de pouvoir tout comprendre lorsqu'on lui parle dans le conduit de l'oreille lentement, distinctement et sans crier ; mais depuis deux mois la maladie est restée au même point, et il est probable que le galvanisme n'y apportera aucun changement ultérieur.

H 2

14ᵉ. cas. Salomon Baruch, âgé de cinquante-quatre ans, avoit perdu l'ouie, il y a vingt ans, par un coup de froid, auquel il s'étoit exposé en sortant de son lit tout en sueur pendant l'hiver, et en conséquence duquel il avoit été attaqué d'un violent rhumatisme, dont il avoit été guéri par un traitement convenable ; mais il lui en étoit resté un bourdonnement dans une oreille, qui par la suite s'établit aussi dans l'autre, et peu à peu il étoit devenu sourd. Sa surdité avoit toujours augmenté malgré les secours des plus habiles médecins, et enfin il en étoit venu au point de ne pouvoir plus entendre que par un cornet. Il se soumit pendant six semaines au galvanisme, et ce ne fut pas tout-à-fait sans succès, car au bout de ce tems il pouvoit entendre sans cornet ; mais le bourdonnement résista et devint même très-fort dans de certains tems. Cette amélioration dans son état ne fut pas de longue durée, et six semaines ou deux mois après, la surdité revint aussi forte qu'elle avoit été auparavant.

15ᵉ. cas. Louise Foerster, cuisinière, âgée de vingt-deux ans, avoit déja l'ouie

dure depuis plusieurs années et des bourdonnemens dans les deux oreilles. Ce mal
était héréditaire dans sa famille, et les
bains de Toplitz et de Carlsruhe qu'elle prit,
il y deux ans, ne firent que l'augmenter
encore chez elle. Le galvanisme produisit
des effets très-salutaires pendant les quinze
premiers jours qu'elle en fit usage ; le bourdonnement d'oreille avoit cessé, et elle entendoit si bien que personne ne remarquoit
plus en elle aucun reste de surdité. Malheureusement elle eut l'imprudence de continuer le traitement galvanique pendant
qu'elle avoit ses règles, et le bourdonnement revint avec la surdité ; accident que
ni les bains de pieds, ni les saignées, ni
les autres remèdes rafraîchissans ne purent
parvenir à dissiper. Le galvanisme même,
auquel elle eut encore recours au bout de
quelque tems, n'opéra plus cette fois les
effets salutaires qu'il avoit produits auparavant.

16ᵉ. cas. Guillemette Ahrendt, de Berlin,
âgée de dix-neuf ans, avoit l'ouie dure
depuis dix ans à la suite de la petite vérole. Cette surdité incomplète augmentoit

ou diminuoit périodiquement; elle étoit accompagnée d'un bourdonnement d'oreille très-incommode. Comme la malade avoit en même tems plusieurs symptômes de scrofules, on lui donna des purgatifs mercuriels, du calomel, du soufre doré d'antimoine et de la ciguë avec une décoction de gayac, de douce-amère, d'aunée, etc.; on lui fit prendre ensuite du quinquina. Ces remèdes dissipèrent tous les symptômes scrofuleux, mais ils n'agirent en aucune façon sur l'organe de l'ouie. Alors on dirigea le courant de la batterie galvanique sur les deux oreilles; on renouvela cette opération tous les jours pendant un quart-d'heure; et plusieurs fois par jour on fit usage de la chaîne galvanique simple, combinée avec des vésicatoires placés derrière les oreilles de la manière qui a été précédemment décrite. Ce traitement continué pendant six semaines, a complètement rétabli chez cette femme le sens de l'ouie; il a aussi dissipé le bourdonnement, qui ne se fait plus apercevoir que dans le tems des règles, et seulement d'une manière fort légère.

17e. cas. M. H. S. M. avoit beaucoup souffert depuis l'âge de vingt - sept ans d'une cardialgie qui revenoit périodique‑ ment toutes les trois ou quatre semaines, et dont les accès étoient constamment précé‑ dés de vertiges et d'un bourdonnement dans l'oreille droite. Dans les premiers tems ces accidens étoient légers et ils se dissipoient au bout de quelques jours avec la cardialgie. Peu à peu ils sont revenus avec plus d'in‑ tensité, le bourdonnement a même subsisté après le paroxysme de l'autre indisposition ; enfin il n'a plus discontinué. Le malade en‑ suite a commencé à se plaindre d'un peu de surdité, laquelle a augmenté par degrés au point, qu'à l'époque où il s'adressa à Gra‑ pengiesser, il n'entendoit pas un mot de tout ce qu'on lui disoit. A cette époque les accès de cardialgie avoient cessé tout-à-fait, mais la surdité de l'oreille droite demeuroit tou‑ jours la même. On dirigea le galvanisme sur cette oreille seule, suivant les méthodes précédemment indiquées ; et ce ne fut que par la dernière qui consiste à établir le courant galvanique, d'un côté par le tym‑ pan, et de l'autre par la trompe d'Eustache,

H 4

que l'on commença à procurer au malade quelque soulagement. Le bourdonnement de l'oreille dès-lors devint plus foible, et l'ouie acquit plus de finesse. Le malade entend maintenant de cette oreille le bruit d'une montre; il entend parler dans l'éloignement; il entend le prédicateur en chaire; quoiqu'il ne le comprenne pas toujours; et lorsque quelqu'un parle haut et distinctement dans la même chambre, il saisit le sens de tous les mots; il ne distingue cependant pas les tons du clavecin, qui lui paroissent sourds et obscurs. Un long catarrhe l'a empêché de continuer plus longtems le traitement galvanique.

18e. cas. Augustine Carln, âgée de vingt-un ans, étoit affligée depuis son enfance d'éruptions à la tête et d'autres symptômes scrofuleux. A l'âge de douze ans, elle commença à avoir l'ouie dure et à se plaindre de bourdonnemens dans les oreilles : ces symptômes ont toujours subsisté depuis. On a commencé son traitement par lui prescrire de petites doses de mercure doux et de soufre doré d'antimoine, avec une décoction du gayac etc.; un purgatif mercuriel de tems en tems, et ensuite du quinquina. Ces remèdes dissipèrent le bourdonnement; après quoi l'on eut recours au galvanisme qu'on dirigea sur les deux oreilles; on employa aussi la chaîne galvanique simple sur des plaies de vésicatoires. Ce traitement a eu le plus entier succès, la malade ayant parfaitement recouvré l'ouie.

19e. cas. Charles Rottmann, âgé de cinq ans, sourd et muet de naissance, étoit insensible à toute espèce de bruit, même aux sons les plus perçans. Il étoit difficile de le soumettre au traitement galvanique, parce qu'il ne vouloit jamais rester tranquille. Cependant on en est venu à bout, et il a recouvré dans l'espace de quatorze séances l'usage de l'ouie au point de pouvoir entendre, non seulement des bruits aigus dans une autre chambre que celle où il étoit, mais encore les sons du clavecin, et de se retourner lorsqu'on l'appelle. L'éloignement de sa demeure et les difficultés qu'il opposoit au traitement, ont fatigué ses parens, et les ont obligé à discontinuer trop tôt le traitement.

20ᵉ. cas. Jean Frédéric Grunow, âgé de dix ans, né pareillement sourd et muet, fut traité exactement comme le précédent et avec le même succès. Les mêmes obstacles de la part de l'enfant ont pareillement empêché de terminer la cure.

Rhumatisme chronique traité par le galvanisme.

21ᵉ. cas. Une dame âgée de quarante-deux ans, très-irritable, éprouva dans l'hiver de 1793. des douleurs de rhumatisme au bras droit ; elle en fut très-bien guérie, mais elle en a eu dès-lors de fréquens retours qui se font sentir à la moindre occasion. Au mois de mai 1801, elle eut une douleur du même genre dans l'épaule du côté gauche, après s'être imprudemment exposée à un courant d'air ; et cette douleur devint insensiblement si violente, qu'elle en perdit l'usage du bras correspondant. Elle négligea dans les commencemens les secours de l'art ; et lorsqu'enfin elle y eut recours, les remèdes les plus efficaces ne lui donnèrent aucun soulagement. Ces non-succès déterminèrent à lui faire subir un traitement galvanique, dont elle fit la première épreuve le 5 juillet avec une colonne de vingt couches, parce qu'elle ne pouvoit pas en supporter une plus forte. On dirigea le fluide galvanique sur le bras malade, en plaçant un des directeurs auprès du coude, et l'autre sur l'articulation du bras avec l'omoplate, après avoir humecté la peau dans ces deux endroits avec une éponge ; et pendant une demi-heure on porta l'extrémité du directeur sur tous les points de la circonférence de l'articulation. L'effet de cette première séance fut étonnant ; la chaleur augmenta dans la région du bras, et la malade put le remuer dans tous les sens avec une grande facilité.

Le 6 juillet, la malade étoit retombée dans son ancien état, et ce jour-là le galvanisme ne put pas rendre au bras la faculté de se mouvoir.

Le 7 et le 8 juillet, il n'y eut pas davantage de changement, quoiqu'on eût graduellement augmenté la batterie jusqu'à trente-cinq couches.

Le 9 juillet, on plaça le directeur qui communiquoit avec le pôle zinc sur l'articulation de l'épaule et celui du pôle cuivre à l'extrémité inférieure de l'humerus. Cette disposition étoit la même qu'on avoit adoptée le premier jour, mais elle avoit été changée les jours suivans. Le galvanisme alors se montra de nouveau très-actif et très-efficace, et la malade put, après la séance, remuer son bras avec la plus grande facilité.

Le 10 et le 11 juillet on procèda de la même manière, et la malade s'en trouva encore plus soulagée.

Le 12 juillet on augmenta le nombre des couches jusqu'à quarante. La malade après la séance déclara que ses douleurs étoient presqu'entièrement dissipées, et qu'elle n'é-prouvoit plus la moindre gêne dans le mouvement de son bras.

Quoique le 18 juillet elle ne fût pas encore radicalement guérie, un voyage indispensable l'empêcha de continuer plus longtems le galvanisme, et par conséquent d'achever sa cure.

Cette observation a été communiquée à notre auteur par M. Volcker, chirurgien; celles qui suivent sont de M. le docteur Flies.

22e. cas. Une pauvre femme, âgée de

trente ans, nommée Schültzen, souffroit depuis plusieurs années d'une paralysie des extrémités supérieures; elle avoit en même tems dans la paume de chaque main une tumeur d'une dureté squirreuse et de la grosseur du poing. Elle avoit déja pris pendant longtems beaucoup de remèdes, tant internes que locaux, que lui avoient prescrits les gens de l'art les plus éclairés. Elle étoit très-malheureuse dans sa position, qui l'empêchoit de vaquer chez elle à aucune espèce de travail.

Le 22 mars 1801 elle fut galvanisée pour la première fois avec une colonne de soixante doubles plaques de zinc et de cuivre; on dirigea d'abord l'action du stimulant sur les articulations; on la porta ensuite sur les deux tumeurs. Dès le premier jour la malade put déja remuer un peu les doigts, et cette faculté augmenta de plus en plus à chaque séance, au point, qu'après la quatrième, elle pouvoit porter son bras à la tête. Deux jours après, elle fut en état de s'habiller elle-même, et le huitième jour elle pouvoit déja faire tout le travail de sa maison. La grosseur des deux tumeurs avoit déja diminué d'un tiers, et elles étoient devenues plus molles au toucher.

Des succès aussi rapides avoient fait concevoir l'espérance d'une guérison radicale pour cette femme. Mais les gens de cette classe se contentent d'être soulagés, et croient, lorsque l'art a fait les premiers pas vers leur rétablissement, que la nature fera le reste. Elle cessa tout-à-coup son traitement, et l'on n'a plus entendu parler d'elle depuis ce tems-là.

23e. cas. M. de B., âgé de cinquante-quatre ans, avoit une hémiplégie, suite d'une apoplexie, dont il avoit été frappé le 15 janvier. Le bras et le pied conservoient encore de la sensibilité, mais ils étoient tout-à-fait privés de mouvement. Le malade fut galvanisé pour la première fois le 24 mars, et voici comment on y procèda. On plongea la chaîne inférieure de la batterie dans un baquet plein d'eau ; on y fit tremper aussi la main du malade ; on toucha ensuite le bras avec la chaîne correspondante au pôle zinc, soit par-dessous l'aisselle dans le voisinage du plexus brachial, soit au coude à l'endroit correspon-

dant au nerf ulnaire ; il en résulta des contractions, tant dans les muscles de l'humerus, que dans ceux de l'avant-bras. Ensuite
on galvanisa les muscles supra et infra spi-
natus , le deltoïde , le grand pectoral, le
latissimus dorsi , et de cette manière , en
moins de six semaines , on mit le malade
en état de pouvoir éloigner ou rapprocher
le bras du corps à volonté. Le mouvement
des doigts se rétablit aussi, de manière qu'il
pouvoit les étendre ou les fléchir , mais il
ne le faisoit pas sans qu'il lui en coutât
beaucoup d'efforts, et même il n'en venoit
pas à bout toutes les fois qu'il le tentoit.
Au bout de deux mois il fallut discontinuer
son traitement , parce qu'à chaque séance
il éprouvoit de très-vives douleurs, et que
ses efforts pour les supporter lui faisoient
monter le sang à la tête avec violence.
On se vit donc obligé d'y renoncer et de
laisser la cure imparfaite. Il est bon d'observer que le pied paralytique, qui n'avoit
pas été galvanisé directement, s'étoit néanmoins rétabli pendant le traitement , au
point que le malade pouvoit le remuer avec
beaucoup plus de facilité que le bras.

Le malade se trouve encore, depuis deux mois qu'il a abandonné le galvanisme, dans le même état de rétablissement imparfait qu'il avoit obtenu par son moyen. Les sinapismes, les frictions faites avec des onguens et des linimens volatils, les fomentations excitantes, etc., n'ont pas pu l'améliorer davantage.

24e. cas. Le docteur Flies a été plus heureux dans la cure de Mlle. Hering, âgée de quarante ans. Elle étoit affligée d'une goutte séreine naissante à l'œil gauche ; elle avoit eu depuis plusieurs années des accidens arthritiques, qui s'étoient enfin fixés sur la tête et qui avoient attaqué cet œil ; elle apercevoit tous les objets comme à travers une gaze ; elle ne pouvoit plus reconnoître ceux qui étoient éloignés ; elle voyoit des flammes devant son œil, dont la pupille étoit très-dilatée, quoique encore un peu mobile, l'œil même avoit une apparence terne. Il ne lui étoit absolument pas possible de lire ou d'écrire, et elle craignoit avec raison de devenir bientôt tout-à-fait aveugle. Elle avoit déja fait beaucoup de remèdes et on l'avoit fort

affoiblie

par des saignées et des purgatifs. En-conséquence le docteur Flies la soumit sur-le-champ au traitement galvanique. Il mit un petit vésicatoire au dessus du sourcil ; et le jour suivant il appliqua le conducteur cuivre de la batterie, et introduisit la plaque de zinc alternativement dans la narine gauche et dans la bouche au dessus des dents molaires , comprenant ainsi dans la chaîne galvanique une branche du nerf frontal et le rameau nasal , ou bien le rameau infra-orbital de la cinquième paire. Cette malade, dont les nerfs étoient fort sensibles , ne pouvoit d'abord supporter qu'une impression très-foible du stimulant métallique , et par la même raison l'on ne pouvoit pas continuer l'opération plus de sept ou huit minutes, même en faisant quelques pauses. Le galvanisme lui causoit des contractions qui s'étendoient jusqu'au bas-ventre; cependant on augmenta peu à peu le nombre des couches de la colonne depuis dix jusqu'à trente doubles plaques , et l'on parvint à la galvaniser plus d'un quart - d'heure avec cette batterie sans aucun accident. D'abord elle n'apercevoit aucune étincelle , ce qui

annonçoit que le nerf optique étoit déja
considérablement paralysé. A la huitième
séance elle commença à en avoir la sensation ; sa vue dès-lors parut se rétablir, et
insensiblement elle se fortifia au point
qu'elle pouvoit, non - seulement voir les
objets très - distinctement et sans aucun
nuage, mais même reconnoître de petits
objets dans l'éloignement, et lire sans peine
les plus petits caractères. Elle fut parfaitement guérie au bout de deux mois, quoique
pendant tout ce tems elle n'eut été galvanisée qu'une fois par jour. Il est à propos de
remarquer que dans ce cas l'action du stimulant métallique n'a pas seulement rétabli
les fonctions du nerf optique, mais qu'elle
s'est montrée très-efficace pour dissiper les
douleurs arthritiques ; souvent aussi le galvanisme a dissipé de violens maux de tête
que la malade éprouvoit avant la séance.
Depuis deux mois que la cure est terminée,
il n'est rien arrivé qui pût faire craindre
une rechûte, ou que la guérison ne fût pas
complète.

Le galvanisme n'a pas encore réussi entre
les mains du docteur Flies, dans les cas de

surdité. Il a galvanisé sans succès trois personnes. Deux n'en ont éprouvé aucun effet, et l'état de la troisième a paru plutôt empirer en conséquence de ce traitement. Il regarde comme vraisemblable que le galvanisme ne convenoit pas dans ces cas, et que par sa qualité stimulante il peut avoir augmenté chez ces personnes la congestion probablement existante dans les organes de l'ouie.

Explication des planches.

PLANCHE I.

Fig. Ière. Une chaîne galvanique simple, pour appliquer sur la surface des plaies de vésicatoires.

Z La plaque de zinc ; S la plaque d'argent ; G la pincette d'or qui réunit les deux plaques ; K une petite chaîne d'or pour rendre la communication plus forte. Toutes ces figures sont gravées dans les dimensions de la demi-grandeur naturelle.

La fig. II représente les pièces de la fig. Ière., vues de profil et sans la chaîne.

Fig. 3. Un conducteur pour le conduit auditif.

Le bouton métallique est entouré de ve-
lours, de cuir ou de drap jusqu'à l'endroit
où commence le tube de verre. La pointe
recourbée se monte à vis, parce qu'elle ne
pourroit pas passer par le petit trou du tube
de verre. Pour que le fil métallique contenu
dans le tube de verre ne puisse pas glisser
en avant, et que la pointe métallique ne
puisse pas s'alonger sans qu'on s'en aper-
çoive, il faut avoir soin de choisir un tube
de verre dont le trou soit si juste, qu'il ne
permette pas au fil de métal de glisser plus
avant lorsqu'il y est une fois introduit.

Fig. IV. a) Un conducteur pour la trompe
d'Eustache. Il ressemble au précédent, ex-
cepté que le tuyau de verre se recourbe davantage, et qu'au bout du fil métallique il
y a un petit ressort en spirale, avec un
bouton de métal.

b) Le même conducteur avec un tube de
verre moins recourbé. Les figures sont de
la grandeur naturelle. L'auteur, depuis que
les planches sont gravées, a retranché le
ressort qu'il a trouvé inutile et incommode.

Fig. V. Une chaîne galvanique simple,
ou l'appareil décrit comme devant être

placé derrière les oreilles sur les apophyses mastoïdiennes.

a) Une plaque d'argent réniforme un peu bombée avec un anneau et un bouton; *b*) une plaque de zinc pareille avec deux éminences percées de trous; *c–b*. une chaîne d'or; *d–c*. une chaîne d'argent avec une agraffe dans le milieu, par laquelle on peut l'alonger ou la racourcir à volonté. Elle est gravée dans les dimensions de la demi-grandeur naturelle.

a) La plaque d'argent vue de profil.

Fig. VI. Un conducteur d'argent ou de zinc pour le nez, la bouche et d'autres parties du corps. Il est de grandeur naturelle.

Fig. VII. Un conducteur destiné particulièrement pour l'œil, mais que l'on peut encore placer sur d'autres parties. Il est composé d'un gros fil de laiton que recouvre un tube de verre. On peut monter à vis aux deux bouts de ce fil un bouton de métal.

Planche seconde.

Fig. Ière. Une machine propre à maintenir les conducteurs dans les oreilles. Elle est construite de manière qu'on peut diriger les conducteurs en tous sens. Elle est composée d'un arc de baleine *a. b.*, dont les deux bouts passent dans un ruban *c c c*, que l'on boucle derrière la tête. Chaque bout de l'arc soutient un bras de laiton avec deux charnières *d e f*, et se termine par un cylindre creux, dans lequel on introduit un tube de verre *g*, que l'on peut faire descendre et remonter à volonté. Un autre cylindre creux avec une vis de pression *k* tient par une charnière *l* au tube de verre *g h*, la vis k sert à agrandir ou resserrer plus ou moins la capacité du cylindre suivant la grosseur du conducteur qui le traverse. La figure entière est gravée dans les dimensions de la moitié de la grandeur naturelle.

La fig. II représente la même machine mise en place et communiquant par les conducteurs avec les pôles de la colonne.

a. La petite planchette percée de trois trous, par où passent les montans de verre de la colonne. Cette planchette peut s'élever ou s'abaisser à volonté. Les montans de verre se terminent en bas par des vis de laiton, pour qu'on puisse les placer ou les ôter à volonté. On met sous la base de la colonne un plateau de verre qui s'élève au dessus des vis de laiton pour isoler la batterie. *b* La plaque conductrice inférieure qui se place immédiatement sur celle de verre ; *c* la plaque conductrice supérieure. C'est aux trous de ces plaques que l'on attache les chaînes conductrices d'argent.

Fig. III. Une des plaques conductrices d'où part la chaîne ; elle est représentée dans la dimension de la demi-grandeur naturelle.

Fig. IV. Un bras de la machine avec ses deux charnières dans sa dimension naturelle ; *d* le bout qui tient à l'arc de baleine fig. 1ère.; *e* la tige de laiton avec sa vis, *f* l'ouverture du cylindre creux, fig. V qui reçoit le tube de verre.

Fig. VI. n°. 1. Un tuyau de métal qui se trouve à l'extrémité du tube de verre représenté dans la grandeur naturelle.

k. Le tuyau avec sa charnière vu de profil ; *l* la charnière qui réunit les deux tuyaux.

N°. 2. La fig. du n°. 1 , vue du côté opposé.

3. La même vue par-devant ; *i* le tuyau qui s'emboite dans le tube de verre ; *k* l'ouverture du tuyau qui reçoit le conducteur. Cette ouverture doit cependant être un peu plus oblongue. La vis de pression sert comme on l'a dit à en resserrer ou dilater le diamètre suivant le calibre du conducteur qui le traverse.

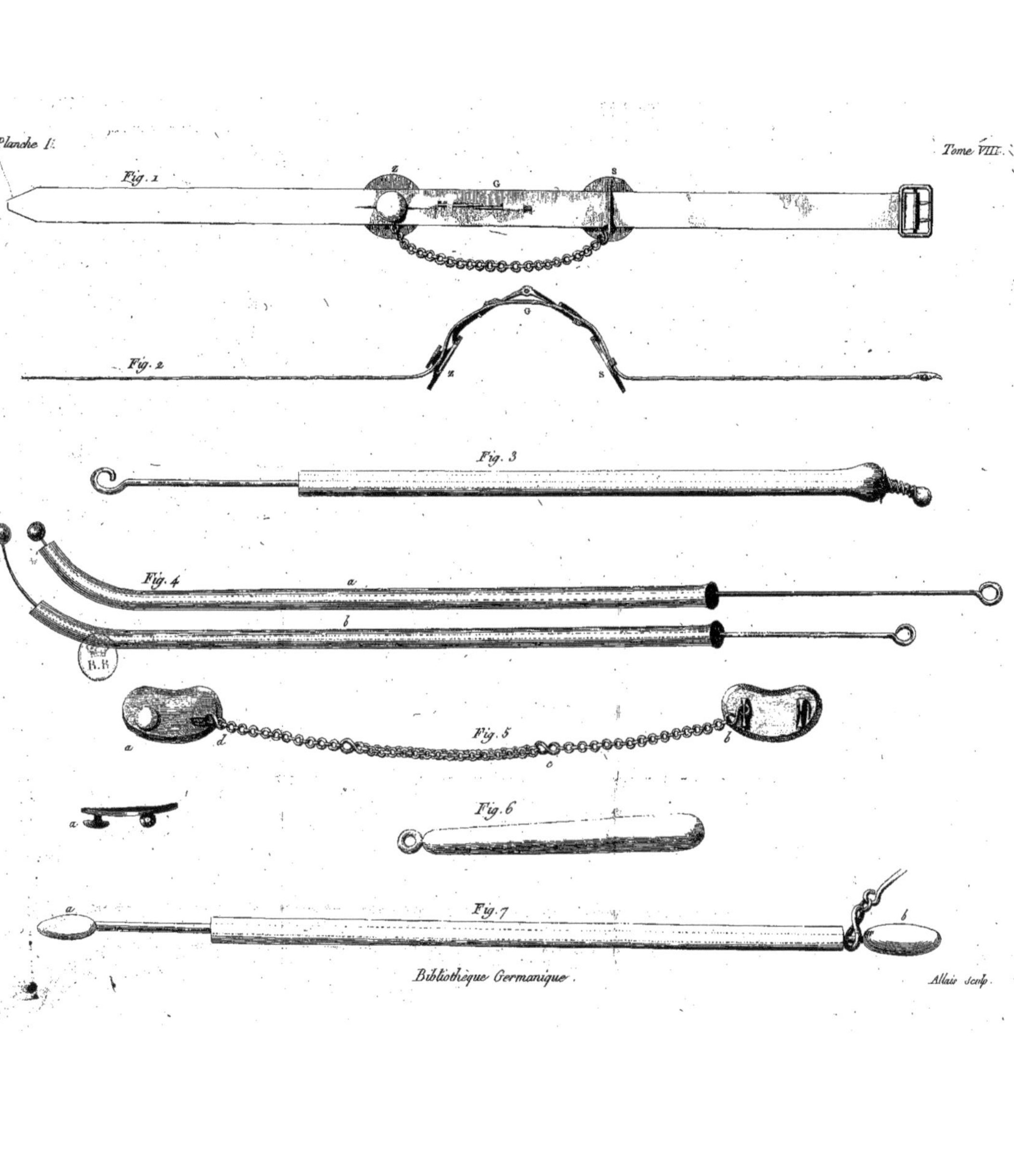

Planche I.
Tome VIII.
Fig. 1
Fig. 2
Fig. 3
Fig. 4
Fig. 5
Fig. 6
Fig. 7
Bibliothèque Germanique.
Allais Sculp.

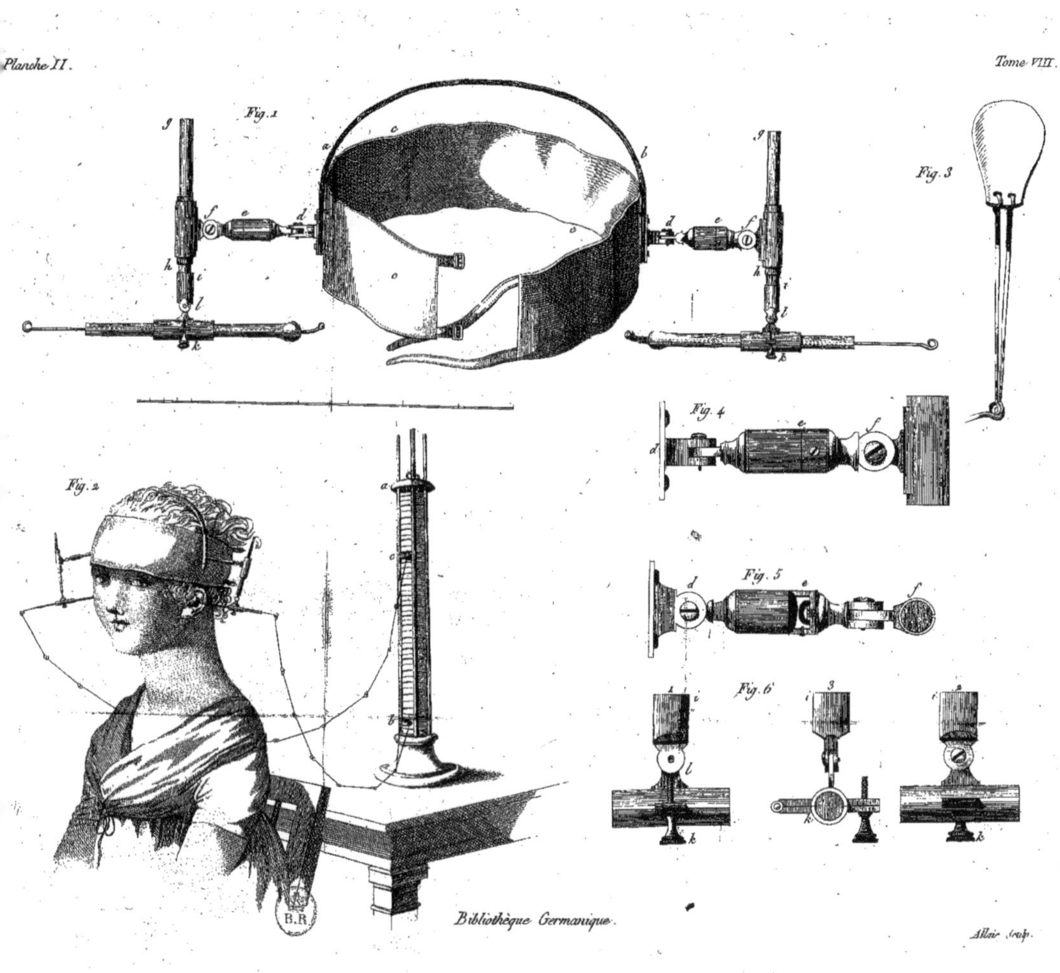
Fig. 1
Fig. 2
Fig. 3
Fig. 4
Fig. 5
Fig. 6
B.R
Bibliothèque Germanique.
Allais Sculp.

www.ingramcontent.com/pod-product-compliance
Ingram Content Group UK Ltd.
Pitfield, Milton Keynes, MK11 3LW, UK
UKHW022306070726
13614UKWH00002B/572